```
7  4  1  4  1  1  8  8  5  7  4  8  1  4  4
3  2  4  0  4  4  1  3  3  8  3  4  1  4  2
4  4  7  0  9  1  0  2  2  4  1  5  0  1  8
2  4  3  2  4  1  1  5  7  4  3  4  7  5  8
8  2  7  4  2  4  7  3  1  0  1  4  1  5  9
4  3  4  3  9  0  5  8  2  4  9  9  3  8  7
2  7  5  2  0  8  8  2  1  8  3  4  4  4  4
0  0  7  2  5  4  1  1  4  7  4  3  3  0  1
8  1  8  4  1  0  2  8  7  4  9  0  2  3  4
5  2  8  8  1  2  2  9  6  3  4  2  8  3  0
0  6  7  5  2  0  4  9  3  2  0  5  0  5  9
0  7  0  0  9  4  2  9  3  5  4  4  3  8  1
3  2  1  5  8  9  3  0  3  8  2  5  0  1  4
7  6  4  0  4  5  1  8  7  3  8  2  6  2  8
5  8  3  2  3  2  6  6  0  2  5  2  0  6  0
```

143833144	2088218344	74247310141
208824380	2094782014	411885748144
241157434	2702014774	
840335812	9741409148	
1033474114	24250293882	
1422019074	34390582499	

1	2	4	3	8	4	7	1	0	9	8	4	3	6	3
4	0	2	2	0	2	0	1	0	9	8	4	3	1	1
8	7	9	3	4	8	9	0	5	8	1	8	1	8	2
5	9	0	8	3	3	4	3	5	8	3	6	4	7	4
2	4	3	9	8	3	0	0	9	8	4	3	2	9	3
0	3	2	4	2	2	5	0	6	3	0	6	7	6	8
2	9	3	4	2	4	4	7	6	0	8	8	3	1	9
2	3	1	6	9	4	9	5	6	0	8	1	5	4	8
0	5	0	3	9	8	2	8	5	0	9	8	4	3	9
9	1	4	1	2	5	2	3	7	0	1	2	0	4	0
0	3	7	4	5	7	4	3	0	2	9	8	4	3	9
6	4	3	4	8	9	2	0	3	4	7	9	3	8	8
6	2	4	3	1	4	3	9	8	4	3	0	1	8	4
3	0	4	9	0	7	4	2	4	1	6	3	4	2	3
4	7	0	7	4	5	2	4	9	3	4	2	0	5	1

022020109843	243942547074
033403242439	243983009843
039828509843	281818509843
072789429074	388067442439
83343583647	745743029843
243143984301	839743029843
243614247094	
243847109843	
243898909843	

3	8	4	3	2	4	2	1	4	5	4	3	8	0	0
3	8	4	3	4	9	5	8	7	2	8	0	1	0	9
7	4	8	9	4	8	7	0	0	4	5	2	7	4	4
3	9	8	2	0	3	9	8	6	6	2	2	2	9	1
8	5	4	9	0	2	7	0	8	2	9	4	2	9	9
3	0	9	1	0	8	8	4	9	1	8	7	6	5	4
9	7	4	3	0	1	8	5	2	4	1	3	4	3	2
4	0	5	7	2	5	4	4	8	3	3	0	1	7	9
7	6	2	1	6	1	8	1	3	9	4	3	9	7	8
7	7	7	8	8	3	2	1	4	5	7	2	0	8	1
0	0	3	8	5	5	4	7	4	3	2	4	8	0	4
2	5	4	1	8	9	8	9	4	5	2	4	2	6	8
8	7	8	3	9	2	4	3	9	8	3	0	8	3	6
0	3	4	3	5	7	4	8	8	4	3	1	8	8	3
1	3	4	8	9	2	0	7	9	8	3	8	7	5	2

0224730324	2439830836
243247343	4194298148
0334909843	9010827859
388208843	24254989814
414109843	38554743248
418501497	83897029843
435748843	83947702801
489011887	247985820948
507067057	432421454380

1	1	0	9	8	5	8	4	7	4	5	8	2	9	8
4	2	2	5	6	5	4	7	9	7	4	8	8	7	4
4	0	2	0	2	5	7	8	9	7	4	0	9	7	4
3	8	6	7	4	4	3	7	4	0	8	4	0	0	7
9	8	2	1	1	4	5	4	7	0	7	4	0	8	4
1	2	1	4	4	2	7	0	7	2	7	6	7	1	3
7	8	0	0	1	7	0	5	4	7	4	1	1	0	6
9	1	0	3	2	0	8	9	1	4	7	0	9	0	0
6	9	4	4	4	6	6	5	7	1	0	9	7	5	4
4	5	8	1	4	0	4	3	4	4	4	4	1	6	8
9	4	2	5	1	4	6	1	0	1	3	3	1	8	7
4	8	0	4	7	7	2	0	4	1	2	7	0	1	9
3	4	8	1	8	1	0	5	2	4	9	9	0	6	4
4	7	4	9	0	1	7	4	8	3	4	2	2	1	0
5	5	2	4	7	0	6	3	0	7	6	0	0	3	8

86144	10360142	6744374084
208914	14620183	025789740974
270727	50181843	243847109474
703607	54797488	
942514	74858901	
2499064	209743701	
6011474	1402774084	
06043029	4547074084	

8	4	2	4	7	4	8	1	4	5	9	3	4	2	1
2	4	1	5	0	3	3	0	5	4	1	8	8	1	9
1	0	3	8	8	3	6	0	1	8	3	2	4	1	3
0	3	7	0	7	7	8	8	1	0	7	6	6	5	0
4	6	0	4	7	3	4	9	0	1	7	5	3	6	8
4	4	8	5	0	4	3	8	7	3	8	6	1	1	7
7	9	2	7	4	4	4	3	3	4	9	0	3	7	1
4	0	8	3	1	1	7	7	9	4	1	0	1	6	8
3	3	7	2	4	8	8	4	1	0	9	3	5	0	1
4	1	7	9	3	3	0	8	1	9	2	3	4	4	1
1	5	5	4	5	4	8	1	2	4	4	0	4	3	4
0	5	0	1	2	4	8	1	4	0	2	5	8	7	3
1	7	4	4	2	3	7	7	4	2	7	5	4	4	9
0	2	0	2	6	1	4	3	0	7	9	2	8	0	3
5	7	4	4	3	8	3	2	0	2	5	5	0	0	0

008983	5744383	308718114
14884	8039054	1094374064
80142	9020843	2078432894
343147	9743943	2439541847
945400	18820720	5741834324
1038836	27444334	7077881076
1832413	033054188	
2432473	70795473	
4142580	74341010	

7	7	5	9	0	3	2	2	4	7	3	0	3	6	6
4	2	9	0	7	4	2	5	9	8	3	7	2	8	8
9	0	3	7	9	9	8	4	3	0	6	4	6	4	3
9	7	4	7	2	0	8	7	4	3	8	2	8	4	3
0	5	5	5	7	8	2	9	7	8	4	2	9	3	4
3	2	8	5	3	9	3	0	3	8	4	2	0	3	3
6	8	3	4	9	3	7	4	9	9	8	7	7	2	8
8	2	5	4	1	0	9	2	6	6	8	5	0	4	2
9	2	0	8	4	1	1	0	8	7	8	6	5	2	6
0	4	3	3	8	4	2	4	6	0	7	1	5	8	7
9	7	7	6	4	3	4	3	0	4	2	4	8	1	3
0	5	0	5	8	3	5	9	6	1	4	8	1	4	3
4	4	7	1	4	8	7	9	2	4	4	5	3	1	7
7	7	3	0	1	7	1	0	1	1	5	0	2	0	1
5	9	9	8	2	0	5	4	5	3	1	7	4	4	9

148143	43924879	82738952470
507343	64248334	
01148029	82778994	
01150201	748186902	
2473036	822475479	
3842033	843064643	
5745749	14776438279	
6434304	28347802747	
38208279	74990368909	

Puzzle #7

0	0	0	2	0	1	9	0	4	3	4	5	5	0	9
1	7	1	1	4	2	8	0	9	4	0	1	1	9	4
0	4	4	1	0	1	4	0	8	5	1	2	6	7	3
3	1	8	3	0	3	9	2	4	0	1	5	6	4	5
6	4	5	3	0	1	0	8	3	2	9	4	9	5	4
8	3	4	3	7	3	1	2	2	4	8	7	4	7	7
0	7	8	3	4	3	2	8	0	5	4	0	3	4	3
7	3	3	2	1	9	0	4	4	1	7	2	4	3	1
5	9	9	0	4	3	5	1	2	5	4	8	7	4	1
3	2	1	4	0	2	6	9	7	7	5	7	3	2	0
8	1	7	6	3	4	4	3	3	8	4	0	4	4	4
3	1	4	3	3	1	0	2	1	5	0	2	7	0	8
9	3	0	8	6	4	3	2	4	3	8	7	2	4	3
0	3	0	9	0	4	2	8	4	7	9	5	1	4	6
8	8	7	0	4	3	6	8	4	8	8	4	1	0	8

07430	110490824	7424242836
43384	842247242	8075383908
087103	905543409	10118455074
7414033	974574342	24198257834
18042804	2724432420	43547311048
83423468	03020147403	148848634078
97482409	5483917400	

8	9	4	0	3	8	2	4	1	0	2	0	4	9	0
3	3	4	6	7	0	7	7	4	1	7	7	2	1	8
0	4	1	1	2	7	5	4	7	2	6	6	5	0	0
9	0	5	0	8	0	4	9	3	4	5	8	3	0	1
2	6	7	8	5	7	0	3	3	3	9	5	6	8	0
7	7	9	4	4	2	9	2	8	3	0	9	5	4	3
0	1	8	4	5	2	0	3	8	2	0	1	0	8	8
2	4	6	3	5	5	8	8	0	5	0	1	4	1	5
0	3	1	1	0	0	5	0	9	1	4	3	4	2	8
4	1	1	0	9	3	2	9	8	0	0	2	7	5	3
7	4	4	6	8	1	5	4	9	1	7	9	8	2	3
6	2	1	7	8	0	7	2	7	5	1	3	0	3	4
1	9	2	8	5	9	4	1	3	2	5	4	2	5	7
9	5	3	1	4	2	4	9	7	8	8	3	9	0	8
5	4	6	1	5	4	5	5	4	7	2	8	1	1	5

03854	978149	824102049
27830	8081149	2089073205
28347	8245820	3092702047
34067	8509010	5455472811
67811	10339503	010283025481
90114	24103347	801038583347
108049	27420549	
109947	388794241	

6	3	8	7	4	4	9	3	4	8	7	4	7	9	1
1	7	1	5	0	7	0	2	7	0	9	8	3	6	5
7	0	9	8	2	3	6	3	8	1	8	3	4	0	8
8	3	8	2	5	7	2	3	0	1	2	5	5	2	2
2	6	0	4	6	3	8	3	8	1	6	0	7	0	5
0	6	1	2	9	1	3	4	3	4	5	0	4	6	1
1	1	3	1	3	0	5	8	6	0	4	2	4	1	7
0	8	0	8	3	6	2	3	6	5	9	3	5	2	5
3	3	9	2	0	4	0	5	6	3	8	1	0	2	8
8	8	9	1	3	0	3	1	8	4	8	0	1	2	0
1	3	1	8	5	4	4	1	1	3	2	8	1	3	8
8	6	6	3	8	9	5	0	7	7	6	5	0	8	1
3	6	5	6	2	2	6	1	0	1	4	7	7	8	8
6	6	3	8	1	8	0	8	0	7	0	5	9	5	3
2	6	1	7	4	2	0	2	1	8	2	1	8	3	6

201836	804381836	478439447836
00400836	10849025836	742021821836
780836	50702709836	
808836	50706183836	
7059836	50708081836	
8081836	70366183836	
20344836	82010381836	
57445011	82421821836	

3 0 4 8 2 2 4 1 5 2 1 2 4 5 8
8 9 0 2 0 9 2 9 2 1 1 1 7 9 6
9 0 9 9 8 3 3 3 9 2 1 7 3 9 5
4 0 9 1 6 4 0 2 4 7 2 6 5 1 5
1 8 3 0 4 2 2 1 7 9 0 0 0 3 1
4 9 0 0 2 1 0 0 7 5 7 1 2 8 1
3 9 2 2 2 1 4 6 3 8 1 4 4 2 2
8 1 3 0 8 7 4 8 2 0 0 5 2 7 9
4 2 1 3 4 7 4 4 4 4 6 5 0 9 3
3 3 3 0 9 4 3 7 9 4 1 4 7 3 6
5 0 9 5 7 6 8 3 8 4 7 9 3 3 9
0 1 7 5 5 8 2 5 4 6 3 1 1 3 1
1 3 3 8 4 0 7 2 5 7 6 4 1 4 8
2 1 6 4 5 0 1 0 0 9 3 1 6 0 5
9 8 4 5 2 2 5 8 2 3 2 1 1 2 1

30248	20787011	744841419
247943	24418364	894143843
741079	508710308	
8747203	743378208	

6 9 0 5 2 3 5 3 0 5 7 6 0 6 7
4 5 7 1 0 2 4 9 9 0 7 8 4 8 3
3 4 6 3 0 0 8 9 8 5 2 7 5 3 0
4 4 7 1 6 9 5 2 3 7 6 3 2 1 8
3 9 5 1 4 1 5 0 5 7 0 5 1 4 8
0 0 1 4 1 5 7 7 1 4 4 1 6 7 0
4 7 2 0 7 9 0 3 6 4 3 4 5 9 3
3 5 8 2 8 8 3 9 8 1 1 5 1 7 0
7 4 8 4 2 7 0 8 7 2 7 4 8 0 2
3 0 7 1 7 2 4 7 3 4 8 4 7 0 0
2 0 0 2 8 2 5 1 9 2 7 0 2 9 4
5 2 5 1 0 5 7 3 8 2 1 1 0 7 7
0 6 1 5 0 0 6 3 7 3 9 1 9 4 5
8 9 7 5 2 4 9 1 1 7 0 7 2 8 3
0 8 5 4 7 3 0 2 4 3 9 8 1 9 5

002743	005014147	30880302047
47394	038147801	47207903643
087274	47302439	147970097489
1024990	64343043	

Puzzle #12

5	5	6	0	3	5	4	3	6	0	8	3	5	7	9
2	2	5	4	2	4	3	3	4	7	2	4	2	0	3
0	5	0	7	7	9	3	0	4	2	3	5	0	7	5
3	8	4	8	0	7	0	3	6	5	3	2	1	1	1
6	1	3	0	2	9	0	1	4	3	7	5	2	4	0
8	7	7	1	4	7	2	5	4	2	6	4	8	4	8
2	0	4	0	1	3	0	0	8	5	5	4	4	6	9
0	8	7	4	8	8	6	2	9	1	9	3	4	0	8
2	7	8	0	3	3	0	5	0	2	7	6	1	8	2
5	0	0	4	2	6	8	5	1	2	4	8	4	3	2
9	5	0	4	9	0	4	0	6	0	0	2	0	3	0
7	0	8	1	4	6	6	1	2	9	3	3	0	1	3
8	2	5	9	0	0	1	8	1	1	0	7	1	3	5
3	0	2	7	4	5	0	8	7	8	3	0	9	4	3
6	3	3	3	7	4	9	3	0	1	3	4	4	7	6

51087	7020203	8202597836
94047	17083802	24334724203
109203	20924203	67443641183
0600203	30708483	70714460833
870502	70206871	674431039473
1850774	80547203	
5436083	5108982203	

```
8  2  8  7  4  9  4  2  0  7  0  5  9  1  4
0  4  8  4  1  5  8  2  3  8  7  5  4  2  5
6  3  8  9  1  0  8  3  4  2  8  0  0  7  5
1  9  1  3  1  1  8  4  9  3  2  2  3  7  8
3  0  9  4  4  4  8  9  9  5  4  0  7  4  2
4  8  8  5  6  8  8  9  7  8  8  2  4  1  8
9  3  3  7  3  8  8  4  0  0  7  7  8  1  0
7  4  3  4  4  8  8  8  9  5  9  4  0  2  1
4  3  0  1  9  9  4  1  4  0  2  4  1  4  8
7  7  8  8  7  1  8  0  0  7  2  4  6  0  1
1  5  9  8  0  1  7  3  2  9  5  8  2  8  5
0  5  7  8  1  0  4  1  4  2  8  3  9  3  2
3  4  8  4  0  1  2  1  9  4  1  4  4  8  1
3  5  4  3  8  1  5  4  1  3  5  6  3  7  4
8  5  8  8  3  4  9  2  4  9  4  7  5  0  2
```

050792439	2425098114
243908343	2438019836
424342828	4357488843
438947801	5070249478
455828018	5741888438
489820948	5783285148
501478948	8330897848
574942943	14688109843
897094682	34974710338

5	3	3	6	3	0	3	5	5	4	7	4	8	3	2
6	5	3	4	7	7	4	8	2	7	9	0	2	8	2
3	3	3	4	7	8	2	7	7	4	8	3	9	4	5
8	8	2	3	1	3	2	3	4	3	5	7	5	7	4
4	4	2	0	5	1	4	7	0	7	4	8	3	4	2
8	7	5	3	1	3	0	0	8	9	3	4	8	0	8
2	0	2	4	2	0	6	5	9	7	9	2	0	9	0
7	1	2	7	1	8	9	5	9	8	8	9	7	4	3
1	1	5	5	3	3	0	8	0	4	2	7	4	3	7
0	4	2	0	0	8	0	7	3	3	3	7	0	9	2
2	9	4	7	7	3	2	2	1	5	1	7	4	7	8
7	4	5	3	9	6	4	4	9	8	3	1	4	7	1
9	5	5	2	0	0	7	4	3	2	1	0	1	3	7
8	1	2	3	4	8	3	4	1	5	4	7	4	8	3
8	0	9	0	9	8	7	4	3	0	9	3	1	1	1

3083836	38474094	34774827902
3475073	308042743	38474553036
3476705	347827748	38482710279
3847074	347890908	384745143843
34700255	3473495011	
38470114	34734098274	

0	3	8	7	1	2	0	2	5	0	0	5	3	5	8
4	4	9	4	4	5	1	9	9	8	6	1	9	4	0
2	5	3	1	2	9	3	9	7	4	2	4	9	2	7
2	0	6	8	5	8	5	7	0	2	8	2	5	1	2
0	5	6	0	9	2	1	0	5	2	3	4	0	0	5
6	4	0	4	4	0	2	7	1	0	8	3	1	4	4
6	3	9	3	4	7	4	1	4	4	1	0	4	2	9
1	3	8	5	6	5	1	7	0	8	2	3	3	3	6
1	3	8	9	4	1	4	2	9	8	1	4	7	7	6
8	6	1	0	8	2	7	4	2	2	4	2	3	1	6
1	0	4	5	0	2	0	0	7	2	2	8	8	9	0
4	8	2	9	8	6	3	9	5	1	8	4	4	1	0
2	7	0	7	4	7	9	4	6	4	9	9	4	6	8
3	8	9	7	4	7	8	9	7	4	7	8	8	6	4
3	9	7	9	9	2	4	3	1	3	0	4	6	7	2

97081

174454

7409834

14243034

41429814

43289836

84718248

2422472801

64994649747

74950142439

87479874798

Puzzle #16

7	6	5	3	1	3	4	3	4	2	8	9	0	3	6
0	3	2	0	3	2	7	5	2	4	0	3	8	7	5
4	5	7	4	1	4	8	0	4	3	9	9	2	4	7
0	7	8	9	4	1	2	2	2	8	8	3	5	0	5
4	9	4	2	4	1	8	4	7	4	9	7	7	1	3
9	3	1	0	0	6	1	2	1	7	4	8	4	8	0
2	1	3	2	7	6	8	1	9	1	6	3	1	8	0
8	4	9	4	4	9	1	8	0	0	7	4	8	0	1
0	2	6	5	2	2	1	6	2	9	1	0	8	9	1
4	0	7	9	0	0	4	6	1	4	2	0	0	4	0
1	4	8	8	1	3	9	3	2	8	3	8	9	0	3
0	2	4	8	5	7	0	8	8	7	5	2	8	7	4
6	3	0	0	5	9	4	8	4	4	6	9	4	3	5
7	0	4	8	8	8	6	4	7	2	3	2	3	1	9
9	1	2	0	7	8	4	3	3	4	9	9	4	8	7

37024	2418474	207843349948
82434	2489024	2438471094874
181149	24243843	8257418809843
501182	54898101	
783400	746888407	
827859	74018809407	

Puzzle #17

0 3 7 8 4 2 9 5 8 7 3 0 7 2 8
7 4 5 2 0 7 2 8 3 4 5 8 0 3 9
2 0 5 9 0 8 3 7 4 3 3 5 5 4 7
2 3 4 9 0 7 9 1 1 1 6 1 0 3 4
4 2 7 4 4 2 7 3 3 3 8 0 1 4 3
9 0 3 3 3 7 8 4 4 4 9 8 8 5 4
6 1 6 6 4 8 8 3 4 0 8 4 1 3 1
3 2 2 9 8 0 4 8 0 3 8 7 2 1 4
3 4 4 5 2 0 9 4 7 9 9 7 9 0 0
5 8 7 8 9 8 4 7 6 6 8 0 4 7 2
3 0 5 4 1 4 4 3 8 8 7 9 2 3 0
9 7 4 1 4 0 3 9 4 7 3 7 2 0 9
5 3 2 0 8 3 4 3 9 7 8 5 2 8 8
1 8 5 4 1 4 0 9 6 3 1 5 4 9 3
7 6 1 2 4 1 4 3 8 2 0 2 2 8 4

037859	30541443	2083439785
209834	34032012	7283458039
0439808	278308408	20774439020
9743414	340978785	
9890382	344520947	
011881489	674898785	
18541409	974140394	
24143820	2059083743	

5	5	0	2	8	2	7	4	8	2	4	5	4	2	3
8	3	4	3	3	0	2	6	3	8	9	1	4	2	8
5	4	2	9	2	8	1	8	1	4	9	9	0	9	6
9	8	8	1	0	3	6	5	4	4	0	0	4	4	8
4	1	8	7	1	0	1	3	7	3	4	7	5	1	6
1	6	0	4	4	0	1	3	4	0	4	7	4	4	0
4	2	2	7	2	9	4	1	2	9	1	7	2	5	3
6	8	4	4	4	4	9	9	0	0	9	4	3	7	5
7	2	2	2	5	2	2	0	4	1	4	4	9	4	4
0	7	5	0	8	4	0	5	1	4	9	1	2	3	2
5	4	0	4	7	1	2	2	0	8	9	7	1	4	3
7	2	9	9	5	8	2	0	3	8	4	7	6	0	4
3	0	4	3	0	1	5	7	8	0	8	5	5	8	7
2	1	7	8	5	4	9	8	1	1	4	9	0	8	1
5	4	9	5	5	0	2	4	2	0	0	4	7	5	8

27441	24250947	603542347
041107	82419836	809411894
202470	0094241814	941457434
203343	109947848	941467057
374348	110494497	2827482454
742049	186791011	
01570149	249943683	
2425088	282742014	
08751034	502420047	

5	8	1	1	8	4	8	0	0	8	9	4	1	2	5
2	3	4	6	3	8	5	9	8	0	1	4	1	9	8
4	9	3	0	9	8	1	4	7	2	8	2	0	4	6
7	5	1	3	9	1	2	2	2	6	7	4	3	2	5
2	6	0	8	2	0	1	4	7	3	1	5	2	5	2
8	6	7	0	1	5	7	0	7	3	0	1	3	4	3
6	2	6	3	7	4	3	9	3	0	9	8	9	1	0
5	6	0	7	9	0	4	3	3	6	9	8	2	7	5
6	4	1	4	1	8	1	4	7	6	7	1	9	4	2
4	2	8	8	7	1	0	3	1	4	4	6	1	5	2
5	9	8	3	0	5	3	8	1	5	8	4	9	3	6
7	4	7	4	3	4	4	2	3	3	9	7	0	5	4
2	3	2	3	6	5	7	3	3	9	0	3	9	0	4
4	3	4	9	9	4	9	8	7	4	9	0	1	1	5
4	6	5	2	9	8	9	0	3	9	1	4	7	3	6

24728	089583643	11848008941
047543	608201473	019890393473
97847	890391473	28274189039
244347	942541745	109478949943
1431076	6414181476	
3748343	10370751076	

0	6	7	4	1	4	6	4	6	4	1	4	4	5	0
3	7	6	4	4	6	3	4	1	2	4	3	0	1	6
8	4	2	3	8	2	7	4	2	7	4	7	2	7	4
2	4	8	7	8	4	4	9	6	7	9	8	3	7	2
8	7	7	8	4	3	8	1	5	8	2	8	8	3	6
4	0	2	9	4	4	7	3	4	2	5	7	2	0	5
3	2	3	1	8	1	1	0	0	6	1	8	0	3	6
9	0	1	5	8	8	0	4	4	9	4	9	0	4	1
8	3	3	1	6	4	2	6	6	1	8	2	9	1	8
8	8	8	0	0	4	1	4	2	4	5	8	7	5	6
9	9	4	1	7	0	1	4	7	2	8	4	9	7	4
7	8	5	0	6	9	7	3	6	2	2	3	2	7	2
7	4	8	4	0	7	2	7	7	4	4	2	0	2	5
9	8	4	4	6	4	1	4	9	0	2	8	1	2	0
1	4	6	4	1	4	3	2	8	1	6	0	1	7	9

60884	8903848	828439889
148843	14073836	7020389848
840727	034214364	21820941464
1841464	74840727	38828518348
2843280	182341464	184274288974
4241464	0727441464	
5441464	742747274	
06741464	827410714	

8	1	4	7	0	4	1	4	6	3	0	0	4	0	2
0	0	9	0	8	2	9	1	5	0	1	3	1	3	1
2	4	4	6	0	8	6	6	3	7	8	4	2	4	1
0	3	6	4	1	8	1	2	1	4	2	7	1	8	1
1	2	4	0	7	1	4	0	8	7	4	7	1	0	9
0	0	3	7	4	1	4	7	3	4	2	0	5	3	9
3	3	3	7	4	1	1	7	1	0	0	0	1	6	9
7	4	8	3	1	9	2	4	8	4	1	3	6	4	6
2	9	2	1	1	2	7	7	1	5	0	4	2	7	0
7	9	1	0	8	6	0	4	0	0	4	1	6	6	2
4	4	9	6	5	6	9	3	2	4	7	3	5	3	1
6	8	7	1	8	4	5	1	6	4	5	4	1	0	0
5	2	3	4	1	1	0	1	0	7	8	4	3	0	5
3	4	8	8	7	7	4	2	8	3	4	9	9	8	3
1	9	7	7	4	1	4	0	3	0	8	7	4	1	6

0037414734	5407214064	614780304147
141174408	20400364140	943824778843
01824201047	34110107843	
03641030188	34749742489	

Puzzle #22

4	9	8	5	4	7	9	4	2	7	4	5	7	4	5
4	0	5	3	1	1	2	0	8	8	8	0	0	8	3
4	8	1	3	4	4	4	0	2	8	7	2	7	6	3
6	6	9	3	4	8	8	7	4	8	0	0	6	1	9
4	2	0	5	2	7	9	4	5	7	6	7	4	3	4
2	0	3	5	1	0	0	0	2	0	5	3	5	5	0
3	0	2	0	4	8	1	5	3	5	8	4	8	0	8
3	9	4	1	5	7	2	0	4	6	7	9	7	7	4
5	4	1	5	4	4	5	0	2	7	7	4	3	4	9
5	7	3	0	7	0	3	5	1	8	5	7	8	0	6
8	5	2	1	4	3	3	9	0	1	9	9	6	1	1
0	4	7	4	9	1	0	8	5	1	4	8	6	4	5
9	5	0	2	4	7	2	8	5	0	1	2	4	3	3
4	9	4	3	6	0	4	3	0	1	9	4	3	8	2
9	7	0	8	9	4	9	7	4	0	1	4	3	0	4

145474	745064	24728501
214038	854078	41475089
248415	943604	57450743
386643	978368	58019474
501143	3098438	74574027
544514	4301943	97089497
570884	7401438	2010289848
740143	8201142	5475472497

0	5	0	7	0	1	1	9	5	6	8	4	7	5	2
9	2	3	4	3	8	1	2	0	1	1	8	2	9	0
4	1	1	0	4	6	4	0	3	0	8	8	0	3	3
7	8	7	7	8	6	2	0	1	1	8	2	7	0	1
6	0	4	0	7	3	7	7	4	8	8	0	0	7	2
7	2	7	3	2	4	8	1	0	6	3	4	1	5	2
4	3	2	6	3	3	7	8	6	7	3	4	3	1	0
1	1	3	8	6	1	0	0	8	5	9	4	8	3	4
1	0	1	5	4	4	3	2	7	4	1	7	6	4	1
3	8	3	3	4	1	2	0	8	1	1	0	4	9	5
0	0	5	8	1	1	4	1	2	7	5	0	6	0	1
2	8	6	9	1	5	1	2	1	7	4	5	1	0	3
5	7	4	8	4	2	7	0	1	0	8	2	7	7	9
8	2	3	3	5	0	0	2	3	0	8	1	0	7	0
0	8	6	4	7	3	5	1	3	1	4	6	3	9	4

08803	1021834	0148883803
046403	1072484	270797403
142104	2700884	0701803200
143601	10183484	024782032071
187203	10728110	

5 2 2 5 3 6 4 0 0 0 9 4 1 4 6
2 5 2 8 2 4 7 3 4 8 1 5 0 9 7
1 0 7 4 7 0 0 7 3 3 0 4 9 1 2
4 1 7 0 2 4 4 8 2 3 8 4 1 4 7
7 6 5 1 4 9 2 3 0 1 8 2 2 8 5
8 0 8 9 8 4 7 2 7 4 2 8 7 9 1
1 1 3 4 0 3 2 5 9 0 4 6 4 4 0
4 1 2 2 3 5 6 0 0 2 3 3 3 4 7
1 8 9 3 5 4 3 7 1 2 4 4 5 6 2
0 4 0 7 0 2 3 0 3 6 7 7 7 1 2
8 0 7 9 0 6 2 8 2 0 0 8 8 4 0
3 2 3 8 0 4 6 4 8 0 7 1 3 5 4
2 6 1 9 4 4 1 8 7 0 0 7 4 5 2
2 7 9 7 3 4 6 6 4 4 8 3 2 0 0
1 2 1 0 3 3 1 2 2 0 4 8 4 6 1

14894	2071836	9403370
020350	2434707	147814108
24734	7430734	80883434864
1061024	7472834	

2	2	8	5	3	4	1	0	2	1	7	3	6	9	4
2	5	1	7	2	4	3	0	3	3	0	1	8	1	8
5	3	7	8	3	9	3	8	1	0	6	7	1	5	7
8	4	3	0	7	1	8	9	7	6	2	0	2	0	5
9	6	5	8	0	8	3	8	4	1	0	8	9	0	2
4	0	7	5	3	0	9	0	7	1	4	7	9	1	8
6	3	5	2	3	4	0	8	1	9	7	1	8	4	0
1	2	8	4	3	0	1	7	0	1	7	0	8	0	1
0	0	1	0	3	6	1	0	3	4	8	7	5	5	0
1	3	7	4	2	2	5	8	5	1	5	4	4	8	4
5	5	8	7	1	0	8	1	8	1	4	1	8	3	1
4	2	7	0	0	0	7	0	8	3	3	8	2	8	4
3	0	5	6	7	8	7	0	3	4	6	1	5	0	0
8	6	6	9	2	0	3	0	1	4	1	6	8	0	2
0	5	1	6	3	5	1	0	8	7	2	5	6	8	5

10720	170903	1418180
14383	1070208	10160780
141854	1070830	10710348
148380	1077083	14982030
170348	1410708	1036103487
170581	1416802	

4 9 4 0 7 5 6 5 6 6 1 5 4 1 4
1 2 9 0 1 3 4 1 8 7 4 9 3 4 1
1 7 0 0 9 3 0 3 4 7 2 3 2 6 4
4 5 0 4 4 0 1 1 8 1 2 3 4 2 6
4 2 4 3 9 0 2 3 2 3 4 2 5 2 8
4 3 2 0 0 2 0 0 8 0 7 5 9 0 8
5 5 0 0 0 5 7 3 8 8 6 0 8 8 4
8 8 8 9 4 4 0 0 5 8 4 1 4 8 3
8 4 5 2 8 7 1 3 5 5 3 5 3 8 3
4 1 6 5 4 6 0 5 2 1 4 7 0 8 2
3 4 6 2 1 9 3 8 5 0 2 9 1 9 5
4 4 4 4 4 4 8 4 3 9 8 3 3 0 4
6 8 7 0 5 3 7 5 1 5 2 2 7 3 4
9 7 2 5 5 9 9 5 4 3 3 9 8 9 6
5 9 5 5 4 4 7 5 7 4 9 0 2 0 9

40224	38860884	476434282
61414	50729402	2094757445
585514	088889039	43245984301
2070103	143689034	
8462439	458942854	

0	7	1	5	4	1	4	4	8	9	4	7	1	4	4
4	4	7	7	3	7	0	5	5	3	1	3	7	5	2
6	9	2	6	1	6	4	5	2	5	3	3	7	6	0
9	5	0	4	4	1	7	4	9	3	4	5	7	0	2
0	4	3	2	3	2	8	7	1	2	1	2	9	7	2
1	8	0	2	1	4	4	1	7	4	6	6	8	3	0
1	8	1	2	1	7	4	8	1	5	1	1	0	4	3
8	6	8	1	0	6	4	1	5	6	4	1	5	3	3
4	0	1	3	4	9	3	1	4	4	1	1	2	1	0
5	0	1	5	4	7	2	7	1	4	6	9	3	0	0
6	8	0	7	8	6	1	4	9	0	3	3	6	2	1
4	7	0	7	6	2	9	4	1	0	2	4	4	1	4
4	1	8	7	3	0	6	3	4	1	7	0	7	1	7
6	4	3	3	1	2	9	0	0	8	4	0	8	4	4
1	4	3	6	5	6	3	9	4	9	5	4	1	5	0

74344144	0811471448	441142902049
102114144	860087144	541448947144
203300147	021741102085	607343102114
386647144	207543947144	

4	1	3	8	7	4	0	1	1	3	2	2	6	7	3
3	7	0	4	2	4	1	2	0	2	0	1	0	0	4
4	0	4	6	9	6	9	7	2	5	3	5	8	0	3
2	3	1	7	7	4	0	2	0	1	1	1	4	1	1
7	4	2	8	7	3	1	9	4	3	4	2	6	4	2
4	2	4	6	0	8	4	4	3	3	6	0	0	0	0
0	4	7	2	5	2	1	0	0	9	7	0	3	0	8
0	1	5	0	5	8	5	1	3	8	5	2	4	4	5
8	2	7	4	5	0	4	4	4	8	4	9	9	1	0
3	4	7	4	5	4	5	9	2	4	5	3	8	8	8
6	1	6	3	7	2	3	8	5	8	3	5	1	3	2
4	8	9	8	4	7	4	0	2	8	7	9	4	9	0
2	2	1	7	9	1	4	5	4	4	7	9	4	2	8
7	4	6	5	2	7	3	3	5	0	4	0	4	1	2
1	1	4	2	6	3	4	8	9	2	4	2	3	4	2

11020	835429	97820474
63071	2412418	2432429843
214034	017477439	28927342947
245583	27400836	
270543	74778114	
824974	80414943	

6	4	5	7	4	5	5	0	8	8	3	7	4	1	3
0	8	9	8	9	5	1	8	1	4	7	9	4	0	7
2	4	7	8	3	9	7	9	5	4	9	0	2	3	7
2	2	5	1	1	4	8	4	1	0	0	8	8	6	4
8	4	8	9	5	0	8	0	8	2	3	4	4	0	8
4	6	3	3	5	4	3	8	3	0	3	9	7	7	0
1	3	4	9	8	8	9	7	8	2	8	7	6	4	7
8	7	4	7	4	8	4	8	0	1	9	1	4	2	7
2	5	3	7	3	3	9	6	7	2	8	8	3	0	4
8	0	9	4	2	1	9	2	2	4	0	3	9	0	2
9	1	0	7	4	2	2	8	0	2	7	1	9	4	9
0	4	5	7	0	4	5	1	4	3	8	9	0	4	8
3	4	3	4	5	3	4	1	5	3	3	5	0	0	4
4	4	8	5	8	7	8	4	1	9	8	4	5	0	3
5	3	7	3	4	8	9	2	4	7	7	4	2	4	1

747484	009747894	8418289034
1814794	80329894	14738805547
2433029	207301894	24394398438
2478397	381888438	748077429843
4574808	2477429843	
8224701	05489148785	

5	1	1	8	8	0	0	3	8	5	4	7	2	9	9
6	1	2	8	7	0	7	0	4	6	9	4	9	7	6
0	3	0	4	4	4	2	4	8	2	8	5	8	7	0
8	2	1	3	9	6	5	0	2	7	0	1	8	4	0
0	9	4	5	3	1	0	0	9	5	4	9	2	8	2
5	4	9	8	0	0	1	1	4	0	4	2	8	8	7
5	7	9	7	8	3	3	1	0	1	5	7	0	4	4
4	1	4	2	8	0	5	0	8	6	3	0	8	7	8
0	4	4	0	3	4	2	6	2	5	7	0	8	4	3
2	6	0	3	6	8	7	6	2	7	4	2	8	8	4
4	6	5	9	1	8	0	8	7	8	0	3	2	3	8
0	8	6	1	4	3	1	4	7	0	5	5	0	3	9
9	3	1	4	9	8	0	8	9	0	2	9	4	1	5
7	6	8	9	4	9	8	4	3	4	8	7	8	0	5
1	5	6	6	9	4	5	2	4	0	9	4	9	4	0

0385472	2098089	6002748
0550741	2705400	6010648
1033030	2742884	7425478
1066848	3087808	7488474
1405478	3420984	8836149
1466836	3702478	8949843
2014994	5087843	9452409
2039149	5090208	
2088420	5402409	

7 4 9 0 7 4 5 4 3 8 2 7 0 1 0
4 0 8 3 6 6 5 0 1 2 4 8 7 9 9
2 4 3 4 5 8 3 0 4 7 7 1 3 9 6
5 2 9 2 3 0 2 5 8 8 2 5 4 4 4
2 3 1 3 8 4 9 3 4 2 3 0 7 1 4
8 9 3 4 2 4 2 3 0 4 3 3 0 4 6
0 7 6 8 3 7 0 6 4 7 2 0 0 5 9
3 2 4 8 4 7 4 1 3 6 3 5 8 7 7
8 1 2 9 4 8 0 0 1 8 4 4 4 4 8
9 4 3 7 2 3 7 8 1 4 1 3 7 3 8
8 1 8 5 5 4 6 0 1 0 3 1 4 4 1
5 1 5 4 5 1 3 4 3 8 2 4 0 2 2
4 7 0 3 3 2 0 8 7 8 3 6 2 2 0
7 6 3 7 4 9 8 3 4 2 9 7 0 4 7
3 5 7 9 7 4 5 4 4 0 4 8 0 4 7

010728
64238
201047
307848
434643
614148
3429478
14370818
24341104

24345830
45470947
70338405
803898547
941457434
70332087836
74084044547
201183624348
0334032424398

740792438947

4	1	5	4	4	5	4	3	3	0	5	2	0	4	2
0	4	8	1	6	3	8	4	2	0	4	3	2	1	1
1	3	5	5	3	8	8	3	4	9	2	4	3	4	8
1	4	3	1	0	4	3	3	0	3	6	8	1	6	9
9	0	7	7	8	3	2	0	9	4	7	5	1	5	9
3	2	1	4	4	1	2	8	4	9	7	1	2	2	1
8	4	4	1	2	9	1	4	3	7	8	4	7	1	4
7	1	4	2	4	1	2	4	7	4	7	1	3	9	3
9	8	0	7	7	9	8	7	2	6	3	8	5	4	8
4	6	8	3	6	6	5	6	8	0	1	3	0	4	2
2	0	7	4	7	8	8	7	4	2	3	5	0	7	0
4	1	5	4	5	4	7	5	4	5	0	8	3	9	4
7	4	1	3	2	1	3	6	2	4	5	4	8	5	8
0	2	5	8	5	2	5	3	3	2	5	0	6	4	3
6	7	4	2	3	0	5	8	9	2	4	5	7	1	3

21820	387942470
2734438	10114957445
08774038	18991438204
18630334	50334544514
67423058	67423058924
74927820	181142038843
243474038	340241860142
283433098	705546812474

Puzzle #33

2	8	6	7	8	7	4	9	0	3	8	1	1	4	5
5	2	4	6	0	7	0	6	7	0	1	8	2	3	2
4	8	5	4	8	2	4	8	4	8	2	4	5	8	4
5	3	8	0	1	2	2	5	1	2	1	0	2	0	9
4	8	2	9	3	4	7	8	5	9	8	9	7	6	7
7	4	2	2	3	4	1	4	3	4	5	7	4	6	8
6	2	0	0	1	4	5	1	2	6	7	6	7	5	7
0	9	0	5	8	5	3	7	2	7	1	5	4	1	0
3	8	1	8	0	5	4	4	4	0	4	8	0	1	4
8	1	3	2	9	5	8	0	7	1	1	0	7	4	4
8	4	1	7	8	4	5	1	8	9	4	8	3	3	1
2	7	0	7	9	7	7	4	5	4	3	8	4	0	8
8	4	3	8	7	2	0	3	9	8	3	8	3	1	2
1	8	7	4	7	4	1	8	7	3	8	9	8	8	3
2	0	9	4	7	5	8	1	1	0	7	8	3	5	1

18738	2039838	20304724728
18948	7434398	54118309478
20858	8542848	209475811078
24978	034574148	702283618738
50504	476038828	838429814748
57468	0797745438	
67018	1021141448	
147478	14057455478	

```
6  2  8  1  1  8  8  9  4  3  1  4  6  6  7
7  0  3  0  4  4  8  0  8  4  4  3  8  2  5
5  3  4  9  6  3  8  1  7  0  1  8  5  2  5
8  1  8  7  8  4  7  0  1  4  1  3  3  8  2
9  8  8  3  4  1  1  1  8  8  0  3  5  1  5
9  7  8  5  0  1  3  4  2  8  3  4  6  9  6
4  4  6  1  3  7  4  9  8  4  7  2  1  4  2
7  1  1  0  7  7  4  1  3  3  6  2  5  3  2
3  1  2  0  3  1  7  0  9  1  0  3  3  9  1
8  0  5  7  4  8  1  4  5  9  3  4  2  5  1
1  7  7  1  3  7  4  5  9  7  0  7  0  5  2
0  3  4  9  6  3  8  3  3  4  1  7  4  7  0
7  4  6  3  3  1  0  3  1  6  5  2  1  4  3
4  6  3  1  8  5  7  8  3  6  5  8  4  1  3
3  2  3  7  8  9  0  1  1  0  3  8  4  5  8
```

10774	89011038	2439541847
48843	281188943	2833141074
281943	874110734	17099141474
7091033	1071836943	85783658413
28344808	1433836943	899947381074
70795473	2412748947	

5 2 6 3 8 1 7 4 8 5 1 4 8 8 8
3 0 0 3 4 8 9 0 9 8 9 8 4 7 5
3 7 1 7 8 1 4 7 4 6 0 4 3 4 9
2 4 4 5 3 0 1 4 4 6 4 8 7 1 1
1 4 6 2 3 0 4 3 5 3 3 4 8 0 0
5 1 1 4 9 1 1 9 2 4 7 7 4 2 3
4 8 5 7 8 7 5 8 4 2 2 2 5 7 1
0 5 0 2 0 7 4 6 9 8 7 3 1 7 4
1 3 9 8 0 1 0 9 6 4 7 5 4 7 1
3 4 6 0 7 0 4 2 8 8 3 0 6 6 8
0 4 7 7 0 2 4 9 3 8 1 7 4 5 4
4 0 9 8 3 6 1 1 4 4 3 7 8 2 1
4 4 0 3 6 7 0 9 4 5 0 1 9 2 8
8 7 9 0 3 7 8 6 7 9 4 4 0 8 3
4 8 4 7 2 8 7 9 8 0 7 9 9 8 6

24774
1781474
20784643
207301894
0367094501
03141841836

03786794408
38824070643
38894792473
40983611443
84158471836
97089782748

240784940836
574898909843
5471839420774

3 5 2 2 1 3 1 0 5 4 7 2 0 1 4
9 6 8 1 4 5 5 1 5 1 5 1 5 1 2
3 4 5 6 9 3 0 5 1 8 5 9 8 3 6
6 8 7 2 1 0 5 2 8 1 0 9 5 8 6
2 9 0 7 2 3 9 6 0 1 4 9 4 6 9
0 8 5 3 4 0 4 5 7 2 4 2 0 7 0
5 9 2 0 2 7 9 0 7 6 4 2 3 9 2
7 1 0 1 9 4 2 5 2 2 2 7 5 2 3
5 4 0 2 0 8 7 4 5 4 8 9 1 4 5
7 2 3 2 5 8 0 4 7 4 2 5 0 7 3
7 5 4 8 4 8 8 6 3 4 6 8 9 4 1
3 4 0 1 0 3 3 4 1 8 2 1 0 5 9
9 0 3 2 9 8 2 6 6 0 3 1 3 2 5
9 6 1 6 7 4 6 4 4 0 2 5 5 5 9
6 3 2 1 6 2 0 1 5 9 0 2 8 4 2

003403	8032474	051859836
0160890	8142543	105472014
583649	10334182	386792474
5489145	28210884	9477472474
7052474	51024324	

Puzzle #37

8 0 6 6 7 5 8 0 2 1 1 0 8 1 3
7 5 1 2 3 1 6 4 6 8 3 0 1 0 5
8 8 8 1 4 3 2 8 4 0 3 2 3 0 2
4 3 0 4 3 7 4 3 5 6 2 6 6 0 0
9 4 8 5 4 7 2 3 8 7 6 5 6 8 5
5 3 7 4 8 3 7 0 9 0 7 0 5 5 0
3 1 1 0 7 4 5 2 7 7 0 0 4 7 8
3 2 3 4 2 4 6 1 4 4 0 2 4 1 1
8 4 4 8 0 7 0 0 4 5 5 1 1 6 4
5 6 8 0 9 9 0 7 1 8 8 3 4 9 2
0 2 4 0 8 8 8 8 9 0 3 2 4 7 6
4 2 0 2 4 8 6 7 0 1 1 0 6 5 5
9 6 3 5 2 2 4 5 9 4 0 2 8 1 8
5 4 8 9 1 3 2 3 4 5 3 3 5 7 3
9 3 6 6 0 6 4 7 1 5 3 3 3 5 7

101064   2408843   0888890324
0550709   2472074   4351483087
678327   43970147   8814328403
789041   740791033

1	1	0	2	0	1	3	4	7	0	0	1	1	1	0
3	4	7	4	1	0	8	7	5	4	8	5	0	7	5
9	3	2	9	3	3	1	1	9	8	9	4	2	9	5
8	0	8	0	3	7	0	4	2	0	7	3	8	7	0
0	5	0	8	0	2	8	6	3	2	7	9	1	4	6
9	0	3	4	7	0	8	8	4	1	1	0	1	1	7
5	5	2	0	7	4	3	3	6	2	3	7	4	2	0
6	3	6	4	4	0	3	8	8	7	4	3	1	0	2
3	4	4	2	4	8	1	0	9	0	3	8	0	7	4
6	3	8	0	7	2	4	3	3	0	4	9	1	8	0
1	5	5	0	8	2	3	4	1	0	0	0	1	9	4
5	6	9	4	0	3	2	4	1	1	8	3	8	9	1
3	2	8	3	6	6	3	7	0	1	4	3	4	4	1
7	1	1	3	5	5	5	0	7	0	3	3	9	7	4
2	5	9	7	4	2	5	1	7	0	3	3	2	2	3

7014344	10281141011	94033427083
08234100	30901842443	100743102011
34788304	84578014743	808037042073
380303478	90347088411	974120789947
6702404114	94032411838	

1	1	3	5	4	7	1	2	1	1	6	7	1	0	4
2	2	0	9	1	8	8	8	4	8	0	0	5	3	3
3	8	7	9	8	0	4	1	6	3	8	5	6	2	1
8	3	3	3	8	0	6	8	5	5	3	0	1	5	0
5	5	4	0	5	8	2	9	3	0	9	5	1	6	2
4	8	5	5	9	7	1	8	2	9	2	7	2	8	6
0	2	0	8	7	4	1	0	7	7	6	4	2	1	8
3	2	0	3	3	0	2	2	4	8	7	5	3	5	2
3	5	5	7	2	0	7	4	6	4	7	0	7	7	8
9	0	2	5	2	2	8	4	3	9	1	1	1	0	0
4	0	6	9	4	4	9	8	9	4	1	1	4	4	0
9	3	2	9	6	1	2	9	8	9	1	8	2	6	1
5	2	7	9	3	4	1	4	7	4	3	2	4	0	9
3	6	7	3	1	3	3	7	3	1	7	4	9	2	6
9	4	0	3	3	4	5	4	0	3	9	2	7	4	2

241434	14401889	342427024
2818980	74501182	701478020
5097849	74888038	
7432409	283094243	

2	2	3	4	7	0	0	1	0	5	5	7	5	4	3
5	8	0	8	3	4	7	3	6	9	6	5	5	2	7
0	5	2	8	3	3	9	4	7	2	7	0	4	4	2
8	3	6	7	7	4	3	1	8	0	9	4	5	1	7
6	1	3	8	0	4	2	4	2	8	9	9	3	1	2
8	4	3	4	0	4	9	7	5	9	4	8	2	0	5
4	7	0	1	1	3	1	2	0	0	2	8	5	8	0
8	8	9	2	1	0	5	3	8	3	1	3	7	4	7
4	0	8	4	1	4	0	3	8	1	9	2	5	2	0
5	2	1	8	8	4	0	6	8	9	3	4	4	3	8
5	4	1	1	9	6	0	3	8	3	0	8	1	7	1
4	2	5	5	4	1	0	7	4	8	5	3	4	1	8
1	0	8	5	8	7	9	0	5	3	4	6	5	6	4
8	8	4	5	5	1	0	2	1	1	2	3	5	4	9
5	8	7	4	6	2	2	2	6	1	6	1	2	2	3

003479	2074110	50978580
24240	2411084	68484554
038308	2827041	270394114
60488	5012478	827848847
100743	18294780	
830414	34886001	
1478024	045890730	

Puzzle #41

5	5	3	9	0	2	0	7	0	1	1	8	9	9	7
1	3	8	5	3	3	2	7	5	5	2	5	0	6	5
8	0	3	3	6	7	4	0	8	4	6	0	5	5	4
7	3	1	8	4	1	2	4	4	4	9	4	4	5	3
1	2	1	0	6	0	0	8	2	4	7	5	8	4	3
4	3	8	3	6	4	0	9	7	5	5	8	2	2	4
9	1	5	7	4	8	3	3	2	6	2	8	5	7	2
3	3	0	8	9	7	0	4	8	2	4	0	0	3	5
2	4	1	3	7	8	9	3	8	4	1	4	2	3	4
3	0	2	1	0	4	4	4	3	7	1	4	1	4	3
9	2	4	7	2	0	0	9	5	2	8	9	6	6	1
5	8	2	3	9	0	6	3	6	1	0	0	9	2	5
7	6	4	1	7	6	4	8	9	2	1	9	7	0	1
4	9	7	4	6	1	5	1	5	8	2	0	2	5	7
9	3	1	9	4	6	1	5	4	9	4	7	1	4	0

20241	8033209	8033674084
38364	58740398	9020701189
244494	82475843	70991483004
860030	543342543	
947140	1011549743	
4897827	5708784346	

Puzzle #42

7	8	1	4	9	4	1	4	9	8	5	6	2	0	1
1	8	6	3	4	9	2	8	0	0	3	2	5	4	7
4	4	3	4	7	2	0	2	8	3	4	9	6	9	2
3	1	0	8	2	3	0	4	9	0	3	6	1	4	2
9	1	0	7	0	2	0	4	1	0	2	0	8	2	5
5	3	1	1	4	2	4	5	3	8	1	4	2	0	4
9	1	0	8	0	2	3	4	1	4	2	4	4	3	5
2	0	3	8	9	7	0	2	1	0	0	5	3	3	1
9	3	2	4	6	2	0	1	8	2	0	7	9	4	1
4	7	2	1	9	5	4	1	4	3	0	7	4	7	0
4	7	0	4	4	7	9	9	6	6	0	2	5	8	5
0	2	0	7	5	6	2	5	0	4	3	7	4	4	1
9	4	5	5	1	4	5	4	8	5	7	0	3	3	5
1	4	2	6	3	4	7	0	7	8	1	4	8	7	0
2	6	6	4	4	7	6	4	2	1	0	8	7	5	1

016474	945514548	10702041020
9744074	1824394543	24183542411
41432080	2018207941	036410247041
082943681	3820274344	644476421087
0823049036	5001207983	94203347843
894149418	07841870743	

4 8 7 1 0 8 9 3 4 9 4 5 7 5 1
5 9 3 4 5 0 6 3 8 2 9 7 6 8 7
4 7 8 3 8 8 9 1 7 0 9 5 4 2 0
0 4 6 7 4 4 0 4 4 3 8 0 6 4 7
6 2 9 5 4 0 5 4 2 1 7 1 9 9 5
1 0 1 0 5 9 1 2 0 0 7 4 2 0 7
4 8 0 1 5 0 0 2 4 3 9 8 2 8 4
9 3 2 4 4 4 2 2 3 2 8 8 7 6 9
2 1 8 5 4 8 9 4 1 4 1 9 2 2 0
2 2 3 5 4 0 3 4 7 1 5 4 3 2 3
8 0 7 1 4 4 4 3 7 0 4 8 1 4 8
8 2 6 4 3 3 1 6 4 4 3 5 9 8 2
7 5 9 7 2 5 8 3 3 4 3 5 0 8 4
2 3 5 7 9 6 5 9 4 0 1 4 3 3 2
5 6 4 3 8 8 9 4 7 9 8 4 3 0 0

60834	807144	574903824
70247	2898543	786792836
74347	009420982	2439830408
104409	20947894	3889479843
0310324	24254847	
345834	185489414	
742083	549439801	

3	5	7	8	4	3	8	7	2	0	2	0	1	0	2
4	9	3	4	2	5	8	0	6	4	8	3	8	9	4
6	8	2	8	3	4	7	9	2	4	1	4	2	4	3
0	1	8	3	7	0	4	1	4	4	0	2	4	8	8
5	4	7	6	5	9	3	7	5	6	3	1	3	3	4
1	5	0	6	4	0	3	4	8	5	7	8	3	5	1
9	4	3	0	7	1	2	1	0	8	3	9	9	4	4
6	0	8	3	2	0	1	2	0	1	0	9	4	7	8
5	8	4	6	4	2	8	2	3	5	9	1	1	2	2
8	9	8	0	8	0	2	6	2	3	0	5	2	0	9
9	7	5	2	6	8	0	8	6	9	1	5	9	9	4
7	9	3	5	4	4	4	8	6	7	0	3	5	8	3
4	3	2	4	0	8	7	8	1	5	8	0	1	6	7
8	2	4	3	4	2	8	9	0	4	4	5	8	0	5
3	7	8	7	4	9	0	2	8	9	8	4	9	4	3

243428	24384148	835472098604
433941	044140738	
547248	309010848	
688248	460852439	
703848	489820947	
01020848	2108874428	
20278348	20120109478	
21820478	41429743828	

Puzzle #45

8 4 2 4 7 6 3 8 8 7 0 3 0 1 4
7 2 2 8 3 3 3 4 3 8 0 6 1 4 1
4 4 3 4 4 9 4 8 3 1 7 0 6 3 8
7 2 0 3 2 8 3 8 8 9 4 7 8 3 6
8 4 3 1 4 5 9 4 9 4 8 8 9 8 2
2 1 8 0 9 0 1 8 2 0 3 9 1 9 2
0 6 8 5 7 7 3 4 1 0 7 8 8 4 9
3 7 3 0 8 0 2 2 3 8 2 4 8 4 2
0 7 9 1 3 9 8 0 8 5 2 0 5 0 8
6 8 4 0 4 7 0 3 7 3 0 0 5 4 1
4 5 6 1 3 2 6 1 8 4 8 1 5 5 5
2 9 7 5 8 2 4 9 8 4 8 8 1 5 1
4 5 8 7 8 7 4 3 0 4 1 1 9 8 0
3 0 9 6 3 8 4 4 8 7 4 1 4 4 2
9 7 4 2 0 3 0 6 8 3 6 6 0 1 7

020243	454709843	307883674248
60834	748589018	0328388947836
501182	838070324	
2425143	839467894	
8489428	1403478785	
10883488	2030642439	
20306836	4147844836	
43989848	5028189848	
0328388947	7401972074	

```
8  3  9  0  8  9  8  1  1  4  4  4  3  5  0
5  0  7  9  8  8  9  4  0  1  4  3  2  4  3
6  0  1  4  9  9  4  2  4  3  2  1  1  9  9
4  3  6  3  7  7  0  8  1  7  2  0  6  5  5
2  8  7  9  7  5  6  4  0  5  3  8  2  2  0
0  9  0  1  5  0  1  5  0  2  2  4  7  3  8
7  4  0  0  1  8  1  0  3  1  7  7  2  0  1
2  3  4  7  2  3  8  8  3  8  1  0  2  1  1
0  6  0  7  9  7  4  8  4  4  4  4  7  0  0
3  1  4  9  1  8  8  9  2  8  6  7  1  2  8
8  0  1  8  4  3  4  3  0  7  4  0  3  0  4
0  5  2  4  5  0  1  8  4  1  8  8  1  5  2
0  7  9  8  8  4  7  3  9  7  1  5  7  3  8
9  4  0  1  2  3  4  7  8  3  5  0  5  8  0
1  5  9  2  3  2  6  4  8  8  2  4  9  0  1
```

0038943	0184343	0720848
0110943	0184848	0798489
0114836	0205380	0798847
0123478	0224738	0798894
0124374	0278347	0842801
0141104	0310643	0898114
0143243	0328701	0942884
0150150	0558728	
0157473	0720380	

6 7 4 3 4 2 6 4 7 4 0 4 4 1 8
4 8 3 3 4 0 2 4 2 9 5 8 9 0 1
2 4 8 2 4 7 8 2 7 4 0 4 0 7 0
3 2 5 4 9 2 7 8 3 6 8 7 5 8 0
6 1 0 2 4 7 4 0 8 6 4 3 3 3 8
1 7 8 4 8 4 0 2 2 2 1 4 3 6 4
7 0 2 2 9 4 7 3 7 3 7 0 0 0 2
6 3 8 9 0 1 8 9 5 0 2 2 2 8 7
3 0 3 0 6 3 8 1 1 0 7 7 9 3 4
0 4 0 9 3 0 8 0 4 1 5 2 4 4 2
8 4 9 9 4 7 5 4 3 6 0 6 8 3 6
4 4 8 3 9 4 7 4 8 9 8 3 6 3 5
7 9 3 1 7 7 9 4 3 9 8 2 8 3 6
2 0 6 3 4 9 8 2 1 6 5 3 6 7 2
1 7 1 1 4 2 0 4 3 8 3 6 5 8 4

70304	51408039	83947489836
107836	54927836	
144047	64764408	
574994	70338424	
20634982	142043836	
24824782	610247408	
27072836	20598109836	
43606836	43977011836	
43982836	50828309836	

```
5  3  2  3  5  7  4  8  3  3  4  9  3  0  8
1  6  0  2  7  5  4  5  2  9  8  5  0  5  3
3  8  0  2  0  3  9  0  8  7  4  8  0  4  0
9  5  1  4  1  8  5  7  0  7  5  5  7  3  0
1  7  7  7  4  2  0  2  5  0  3  8  8  9  4
8  1  4  0  8  7  3  0  9  9  7  4  7  0  3
6  1  4  8  4  6  4  7  4  0  2  7  2  8  2
5  0  4  0  7  1  0  8  4  3  9  9  7  3  0
0  2  3  6  6  7  0  4  1  6  9  2  0  8  3
2  2  5  8  5  5  4  7  9  4  4  5  3  4  7
5  0  4  7  4  5  3  1  6  8  5  1  2  7  4
5  9  6  0  7  8  1  6  2  8  4  0  7  1  0
2  5  2  5  6  7  3  4  7  4  0  7  7  4  7
5  6  1  1  0  7  4  8  2  0  9  8  4  2  7
7  4  8  2  0  1  8  4  9  4  0  7  1  0  5
```

347407	248902847	8039433847
585847	270541847	38020390874
1477847	432037407	48201849407
6701407	1786049847	
07207847	2025038894	
74714647	5439083847	

1 6 7 2 2 6 3 4 9 8 3 7 4 9 2
7 4 7 2 4 3 2 4 1 4 3 9 7 4 0
8 4 4 4 4 4 4 5 9 8 1 1 3 3 3
9 8 7 6 5 9 3 2 4 8 9 4 7 1 4
2 4 2 3 8 4 9 8 5 8 3 9 0 6 5
1 0 0 8 2 2 7 4 4 4 5 0 0 4 2
9 7 2 1 9 3 0 9 0 2 7 2 7 5 6
4 3 8 1 6 7 1 7 8 2 0 9 0 2 7
7 4 4 8 4 5 5 4 2 2 0 4 0 5 4
0 0 8 5 9 7 0 8 2 8 4 9 9 6 2
5 9 8 7 1 4 1 5 4 3 2 0 2 8 9
4 2 2 6 1 1 1 0 9 1 8 0 9 0 0
2 7 6 0 9 0 8 2 3 4 3 1 4 7 5
9 4 0 4 3 4 2 3 4 3 8 1 4 7 5
6 2 4 8 9 2 0 7 2 8 2 0 3 0 1

1788941	27038943	5741834324
1832413	94738943	8289758413
2072820	502902049	24892072820
3425479	2021471033	243970150118
24143974	2443842049	
24894714	5479824097	

```
3 6 1 5 8 2 8 6 7 0 9 8 4 3 5
1 5 4 3 8 1 0 2 7 8 1 1 6 6 2
4 1 7 0 0 8 3 6 1 4 0 1 4 8 0
0 2 0 4 3 4 4 0 7 4 1 4 9 2 4
1 6 2 1 7 4 1 2 4 1 4 3 1 7 8
4 4 9 5 9 4 7 8 5 3 4 1 1 6 2
8 7 0 1 1 4 2 4 4 3 2 2 4 0 0
2 4 0 8 5 7 4 4 1 7 9 1 1 9 7
9 1 3 0 4 4 3 5 2 2 9 5 3 7 4
0 8 0 5 5 1 4 2 8 3 4 7 5 0 2
4 2 4 5 0 2 5 0 8 3 1 9 0 7 7
7 0 4 7 8 3 4 5 5 8 2 4 5 1 4
7 2 1 1 5 7 4 9 0 4 2 8 0 4 2
9 5 2 0 3 3 4 2 4 7 3 2 0 8 8
9 4 0 2 0 9 2 6 3 3 9 2 8 9 5
```

27811	5025083	286709843
055148	7047834	0551428347
57489	7071489	701142443
140148	8240947	820742742
902049	34142147	845942147
1435874	54491011	700836140148
4294147	203342473	

3 8 9 2 4 5 0 4 5 4 8 7 5 4 6
3 6 3 8 8 3 4 1 9 9 8 8 7 0 6
8 2 5 9 2 8 5 2 0 7 1 0 3 7 9
3 8 4 4 4 4 2 5 3 0 2 4 1 3 6
9 9 0 3 0 6 7 4 9 4 8 6 0 4 2
4 3 2 4 8 6 7 5 3 9 4 4 4 8 3
7 9 4 0 1 2 8 3 1 8 3 9 4 9 5
2 8 0 8 1 0 8 4 5 0 9 4 3 9 9
8 1 0 1 8 1 7 4 1 5 3 7 2 2 5
3 5 5 1 0 8 4 4 3 0 0 9 0 5 6
0 6 1 7 3 3 7 2 0 9 7 1 0 4 2
1 2 2 2 0 0 3 4 8 6 8 0 0 8 3
1 4 2 9 8 4 4 0 3 8 7 4 1 5 3
4 2 6 6 8 0 3 3 2 5 4 0 0 1 8
5 1 0 5 7 2 0 4 7 5 4 7 5 8 1

80010	4073489	28824389704
201142	8013043	74574027501
341084	34788843	839472830114
509439	51039083	2438284398408
514783	070148604	
578454	604701408	
03301094	674948604	

9	9	7	0	1	4	7	4	2	4	6	9	3	4	2
5	0	1	1	0	3	4	6	1	0	3	8	8	3	6
6	8	2	9	9	4	4	2	5	9	3	6	6	0	0
0	4	4	2	4	6	2	5	7	6	4	1	5	1	5
5	0	6	7	3	3	3	4	1	4	7	5	2	9	0
7	7	4	3	7	7	4	3	0	1	4	6	4	0	5
4	0	4	3	4	4	6	1	7	8	7	4	7	0	1
1	3	0	5	0	9	8	8	1	4	5	0	3	3	0
8	1	5	3	6	9	8	5	4	8	5	2	0	3	9
3	4	1	7	4	7	8	4	1	1	1	9	4	2	4
4	4	2	9	2	4	9	0	1	0	0	7	7	1	9
3	0	9	8	0	6	0	0	2	7	4	7	8	0	4
2	6	3	0	9	7	4	5	0	3	0	7	5	0	7
4	9	7	3	2	6	0	3	4	1	4	7	1	4	3
4	0	7	9	6	9	1	2	1	4	5	0	2	8	0

011034	1038836	570305479
34147	4142580	1094374064
0060890	7014867	2439642474
584774	27444334	2707148943
741430	033054188	5741834324
903400	70795473	
945400	308718114	

3	7	4	5	8	8	1	2	0	8	9	0	7	3	8
9	4	8	1	9	0	4	8	8	4	2	3	0	9	5
0	1	1	1	3	0	7	2	2	2	5	6	4	2	5
3	8	0	4	8	1	0	9	8	4	0	4	3	4	2
0	6	8	6	2	8	9	4	3	8	7	1	4	4	0
5	1	0	8	8	0	2	4	1	0	0	8	0	5	3
4	4	2	4	2	1	1	0	4	1	2	2	2	8	2
2	7	1	0	7	4	1	4	8	7	8	0	3	4	4
1	0	7	8	9	9	1	4	9	4	2	3	0	0	4
5	3	4	3	1	3	0	3	2	4	4	0	4	2	3
4	8	8	9	5	8	0	1	7	2	6	2	1	7	4
4	4	8	9	2	5	1	7	0	0	4	6	1	0	2
9	3	0	1	5	6	6	4	0	2	0	7	7	7	3
0	8	2	0	7	4	9	7	0	2	7	3	2	8	1
2	0	3	3	7	0	0	4	0	0	4	6	4	8	1

01027449	03641820	46651039
01420880	14201494	54215449
1428880	18247824	70384380
2032443	20109740	78188208
02039708	20337004	
2070390	20794702	
2089073	27422411	
02174880	27438114	
2820108	40270788	

2 0 3 2 5 8 7 4 1 4 5 4 4 1 8
1 8 4 7 9 7 8 7 9 4 4 3 2 3 5
8 2 1 4 3 4 4 2 4 1 1 0 7 1 4
3 3 4 4 5 3 0 5 2 8 7 2 4 9 4
2 0 7 8 6 8 0 3 4 4 2 0 4 8 2
1 7 6 4 5 3 9 2 4 3 4 4 7 6 7
9 8 7 2 5 3 8 3 4 3 8 2 1 8 1
4 5 4 0 1 4 7 3 4 4 3 1 4 0 4
3 2 4 0 1 4 4 4 4 2 7 3 0 1 8
3 4 3 4 7 3 5 1 8 4 4 5 3 9 8
4 4 4 2 1 2 5 9 8 3 1 4 4 3 0
8 0 1 3 5 8 4 4 0 0 3 1 7 0 1
8 4 5 4 1 1 3 4 7 5 4 4 6 6 3
4 3 4 2 4 4 7 6 5 0 9 1 4 5 0
4 3 3 4 4 9 3 8 8 8 9 7 9 7 6

67443	8402443	814454147
081445	8839443	943348844
344314	11443836	2744842004
674424	54418368	2782503544
833443	067442439	8544271488
854427	74833447	27447140347
01473443	97879443	
2440433	414767443	
5744203	701142443	

Puzzle #55

5 5 2 0 0 1 3 4 9 9 0 7 2 8 9
3 4 1 0 7 2 8 8 0 7 9 8 5 6 4
5 5 4 8 9 1 7 1 0 0 1 1 7 2 1
4 1 3 8 9 7 2 6 0 0 1 9 9 5 4
5 0 6 3 9 3 2 8 8 2 9 2 4 4 7
5 3 4 3 4 7 7 0 5 5 6 0 7 2 8
3 8 3 2 0 6 1 2 3 2 5 8 5 1 0
0 0 7 4 7 6 4 4 3 3 0 2 2 9 2
7 4 0 1 6 8 8 7 0 2 3 6 0 1 2
3 1 6 1 0 4 4 1 7 0 6 4 1 3 1
2 2 2 4 8 4 7 2 8 4 5 9 2 1 0
7 8 3 7 0 7 1 5 2 4 5 8 8 6 3
8 3 0 4 3 5 2 8 0 8 9 6 2 2 6
1 7 0 9 8 3 4 9 7 0 6 4 5 1 4
0 2 1 0 7 4 1 4 2 8 0 9 1 5 3

74643	005746433	589708827014
97002	243330279	827099431002
507743	14948186036	1478022103643
3025586	60794389071	

1	5	2	3	4	8	9	0	7	4	5	4	4	2	5
4	8	4	4	4	4	6	3	2	9	5	9	0	0	7
7	0	4	3	3	8	5	3	4	5	1	0	4	7	4
3	9	4	1	4	8	9	0	8	3	0	1	6	1	5
2	4	3	5	1	9	4	8	2	3	3	7	1	1	4
0	4	4	8	5	0	3	1	8	8	4	4	2	1	7
2	9	3	2	0	4	9	4	8	8	3	9	5	4	7
3	0	3	8	4	5	2	7	2	3	0	3	8	4	4
8	7	5	2	0	1	5	9	4	4	0	6	0	8	3
9	1	9	0	0	1	1	1	8	5	1	9	2	1	1
5	8	0	4	1	5	9	4	8	1	2	5	8	0	3
1	6	0	6	0	5	5	0	7	2	4	4	2	4	2
4	3	5	4	7	8	2	4	3	9	0	1	2	8	3
5	7	4	8	8	2	8	0	3	9	5	3	4	5	6
2	4	2	7	0	3	8	2	0	1	8	8	9	5	7

055182039	24254790114
103382054	24380190398
188943836	24454709843
345433439	45542981414
574547743	82514243943
574882803	435478243901
741142443	2438418309843
2427038201	
02608889843	

8 1 2 9 9 3 4 2 0 2 3 4 6 4 1
4 1 3 8 4 1 3 7 7 1 4 3 0 3 0
3 4 4 7 4 1 7 0 2 1 0 9 8 0 6
7 0 6 4 4 9 4 9 1 4 0 5 0 2 6
4 0 8 0 4 7 1 7 5 5 7 4 7 8 3
2 6 1 2 0 6 2 6 3 5 5 5 8 3 0
0 4 2 3 8 6 3 3 2 8 4 0 3 1 8
3 5 4 5 6 8 3 0 4 5 2 2 9 3 7
9 6 4 5 0 7 0 0 6 7 1 2 0 8 5
8 9 2 2 4 1 3 2 1 7 4 4 1 3 3
2 9 9 8 1 3 7 2 5 4 4 9 5 0 5
1 6 1 4 1 0 4 6 2 5 9 4 1 0 6
4 9 3 3 9 5 3 9 3 4 0 4 5 0 3
1 1 2 4 0 4 5 9 9 4 1 9 7 8 7
4 8 2 8 8 4 7 5 4 7 2 4 8 5 5

90551033	608901207147	5842745748828
94345442	742039821414	
585447603	905520882803	
019474327473	5749410360064	

5	6	3	8	1	6	4	1	3	4	3	1	0	1	1
4	0	1	4	7	7	0	1	3	4	3	1	4	6	7
0	3	2	8	0	3	8	5	8	8	9	0	1	0	5
3	0	6	8	3	4	5	9	0	1	0	9	7	0	1
0	5	1	5	5	4	2	1	9	7	1	4	4	3	3
9	8	0	1	7	4	2	1	9	4	8	9	3	5	5
4	3	6	5	8	9	7	7	0	7	3	4	9	2	3
0	4	0	1	8	5	9	8	4	1	8	7	7	1	9
1	2	0	3	6	4	1	2	8	3	6	3	4	0	8
4	4	9	2	1	5	1	4	0	1	1	4	7	8	1
9	3	2	6	5	0	5	4	7	8	5	8	3	4	4
6	4	8	3	9	4	1	3	3	0	2	4	0	1	1
7	9	8	2	7	5	8	3	2	0	8	7	8	4	3
1	9	7	4	4	4	3	0	0	3	6	9	1	4	2
2	6	3	6	9	3	2	4	1	1	2	8	7	9	5

342834	74397473	17899437484
540309	1098858308	641343107741
2473241	1104203314	
9782114	1887458205	
011851470	5054785834	
036412836	5832087843	
58342434	6413431011	

8 4 4 4 5 2 2 1 0 7 4 5 2 4 9
8 0 9 3 1 5 0 4 7 6 8 5 2 4 0
8 8 3 0 8 1 3 7 1 5 2 3 2 3 3
8 9 8 0 0 0 3 8 9 4 7 0 5 5 9
7 5 7 7 9 0 3 8 9 1 7 8 3 4 3
5 1 7 3 4 7 1 4 4 9 8 4 2 2 1
4 0 0 4 9 2 8 9 1 6 1 7 4 2 6
7 1 7 0 3 3 4 6 8 5 4 0 5 8 8
8 8 7 8 6 4 9 1 4 3 6 7 2 5 3
4 1 0 9 4 3 8 0 5 2 4 1 4 8 8
8 6 6 0 9 9 8 3 9 0 8 8 6 9 8
9 3 0 8 4 5 0 1 0 9 8 3 4 0 5
4 2 4 4 1 5 4 1 1 0 2 0 0 1 5
0 8 6 5 8 2 1 4 7 0 9 0 8 1 0
2 8 8 4 2 5 7 4 8 8 8 9 3 5 7

14247	57819702	8011836001
34714	85743483	9786428301
70604	94254701	308450109834
88308	241474483	
514308	422858901	
809074	594746483	
5074983	842574888	
50784901	5478489402	

8 2 1 4 1 6 9 1 0 4 1 0 9 8 1
0 3 6 5 7 2 1 9 8 7 7 2 4 3 3
2 3 9 7 4 4 3 4 3 5 0 3 2 6 5
8 3 9 4 2 7 5 3 2 2 4 3 4 2 0
3 8 1 7 3 2 2 3 7 5 3 6 1 6 1
2 4 4 6 0 8 9 4 4 4 6 3 0 9 0
3 1 0 1 8 5 7 1 0 4 1 4 4 0 5
7 0 7 1 1 0 0 8 8 3 2 4 3 0 9
2 7 9 9 7 1 0 1 4 6 7 1 6 1 9
2 5 7 8 8 5 3 4 3 1 4 8 4 0 8
2 8 7 3 4 4 4 0 1 4 5 3 3 4 4
0 9 8 3 3 3 6 4 0 5 3 4 8 2 2
9 9 4 6 7 4 8 8 0 7 5 3 4 0 2
5 5 7 6 9 5 1 0 8 1 2 8 9 5 2
1 2 8 0 0 8 0 1 1 0 9 8 4 3 5

03423	460894	24728501
11488	570884	83274084
40797	641473	801109843
84107	3098438	
87834	4841343	
90364	5445148	

Puzzle #61

8 7 2 8 3 9 4 7 3 8 2 9 7 3 9
1 0 4 1 9 4 6 7 8 5 0 5 1 7 4
0 4 4 9 1 2 8 6 0 5 5 9 7 5 1
1 0 3 8 0 4 5 9 1 8 2 6 0 9 1
4 4 8 8 2 9 3 6 0 4 3 2 0 2 2
3 7 2 3 2 3 2 4 4 9 3 1 3 8 3
8 4 9 3 4 0 7 8 3 0 2 3 8 4 5
2 3 8 8 2 5 5 2 3 8 3 8 7 3 4
9 8 4 2 8 9 4 9 6 0 2 6 3 0 2
4 4 3 9 3 3 3 6 2 9 7 9 7 3 0
7 1 0 2 0 9 2 8 3 8 2 9 8 4 3
8 3 7 4 0 4 2 4 3 5 3 8 3 4 5
0 7 4 3 1 4 7 3 8 2 9 4 3 4 3
3 4 8 9 2 8 3 8 8 7 0 9 7 4 2
2 4 8 4 3 5 8 6 3 4 9 0 9 5 8

43829	38290947	8338292439
382902	382909843	14343829843
1473829	839473829	907883829843
3829843	2439703829	1014382947803
5743829	3829843074	

0	2	1	2	7	2	0	5	5	1	4	7	3	4	3
5	9	0	4	2	7	4	1	4	0	4	2	3	4	2
6	2	3	3	4	2	0	1	5	4	7	8	5	0	2
9	4	6	7	4	9	7	4	5	2	4	2	5	9	6
6	4	3	4	7	4	5	5	8	1	8	3	9	6	2
7	4	5	4	5	3	8	0	3	1	0	5	8	8	7
4	1	9	7	9	9	4	0	3	0	1	1	2	7	2
0	4	4	5	4	8	0	0	0	8	4	1	4	1	6
9	3	4	6	0	8	1	4	7	7	3	3	7	3	2
4	6	1	2	0	7	9	8	2	2	4	1	2	2	9
7	9	3	5	4	5	3	1	0	3	0	3	4	4	0
1	4	6	7	4	1	4	2	8	7	2	5	0	2	2
8	7	8	1	4	7	2	8	5	9	0	4	5	2	0
8	3	4	2	8	9	9	4	3	8	4	7	3	8	4
1	8	2	8	2	4	5	8	8	7	8	3	6	7	9

034700	2899438	574891894
072982	8241476	587451024
370594	24138305	708189434
614148	34232409	8245887836
740947	40720558	
878147	41472409	
902049	81855474	
1103049	143694738	
2055147	242547947	

2	4	7	3	1	7	4	0	3	2	2	3	2	0	6
6	0	3	0	3	5	8	3	4	2	4	3	4	8	0
1	4	2	7	4	7	8	4	8	7	4	4	8	2	0
3	1	0	5	4	0	5	5	3	0	5	9	2	6	7
3	1	0	1	5	2	4	5	7	4	7	3	0	0	9
1	1	0	1	5	8	0	8	0	7	5	4	7	1	4
1	3	8	2	9	4	7	0	2	8	0	0	4	2	7
0	5	5	6	2	4	8	4	8	3	2	0	2	4	1
4	2	5	7	8	4	4	9	9	4	6	8	7	7	0
2	0	0	2	4	7	3	5	8	4	1	3	4	3	2
4	7	9	9	7	5	3	4	2	1	3	5	2	8	0
0	6	9	2	8	0	8	2	0	4	5	5	5	9	4
4	1	1	5	4	4	4	8	0	4	7	2	7	0	5
0	5	7	1	5	0	0	5	2	3	2	8	1	1	5
5	8	2	7	4	4	1	7	4	0	8	4	0	0	2

0820455	247317403	60079471020
4092401	247358413	82744174084
7047834	247389010	
20255874	370289820	
54491011	507274084	
58342434	0551480024	
64015489	747848744	
70489020	820742742	

8	6	0	2	4	0	3	9	5	0	7	3	7	0	2
4	7	1	1	4	4	1	3	4	1	0	2	4	7	9
4	3	2	0	1	0	8	5	6	4	3	2	4	2	5
1	3	3	7	3	4	3	1	9	5	0	2	8	9	4
4	0	8	8	0	4	7	9	5	4	9	5	5	2	7
2	5	7	9	7	3	8	8	7	1	5	3	9	2	0
9	4	1	1	7	3	4	2	9	0	4	9	0	0	0
0	4	0	0	4	2	4	2	0	4	8	1	2	8	4
3	0	8	3	1	0	0	3	3	3	3	3	2	3	7
2	2	2	1	9	9	0	1	1	2	9	4	8	1	2
4	3	4	6	5	2	3	5	4	4	4	3	7	4	7
2	4	3	1	3	8	0	0	4	1	6	3	0	4	7
8	7	6	3	0	2	5	1	4	0	1	2	0	4	0
0	1	4	2	0	7	2	1	8	2	0	6	9	2	2
8	9	2	9	2	4	3	0	8	7	4	4	1	3	5

24364	2924308744
2430727	10714005400
97420143	24039302843
0114789434	43897201411
295470047	64134378334
903242808	240395073702
2403910154	240397083847
2403920187	859022870091
2922083144	

Puzzle #65

3 8 3 2 0 7 8 4 8 8 9 4 4 4 7
8 8 4 3 3 4 4 6 2 2 3 1 3 8 2
9 8 9 3 2 8 2 8 3 0 2 4 4 9 1
5 3 4 8 9 0 2 3 4 4 3 7 0 9 1
4 0 1 3 5 7 0 6 0 1 8 9 4 1 7
7 7 3 4 9 4 8 5 1 0 2 0 7 2 8
8 4 5 1 0 0 3 1 5 5 5 8 0 0 8
5 2 0 4 0 3 4 4 3 9 7 3 2 3 8
8 2 4 0 5 3 0 7 1 2 4 2 0 6 9
2 7 0 8 9 8 9 4 6 9 2 1 8 7 7
0 8 2 5 4 7 9 0 3 2 4 4 0 3 0
2 5 7 4 2 4 8 8 6 5 5 1 0 6 8
8 0 7 0 1 5 2 4 3 4 9 7 8 2 8
9 6 5 0 9 7 8 4 9 8 8 2 8 1 2
4 7 4 1 8 1 4 7 0 1 8 9 4 3 8

41818	9708828	674093488
49782	14345898	1814701894
58494	27089894	5097849882
147908	43425107	8254790324
203828	57424598	83207848894
834018	64433488	547858202894
2039708	0310390648	
5742488	570601894	

5	0	3	4	7	9	4	5	9	4	5	7	0	2	0
7	7	7	4	8	1	4	9	9	4	1	6	2	9	2
5	6	2	1	0	1	6	7	0	6	3	1	8	4	1
8	7	0	0	4	0	4	0	9	1	1	4	0	6	1
3	0	7	1	4	2	3	0	8	3	3	8	7	0	3
3	9	4	1	5	0	6	8	0	9	8	1	1	4	2
1	2	5	4	1	2	3	3	3	2	4	7	0	1	0
7	6	7	2	0	0	4	6	8	4	3	9	0	5	5
5	1	1	4	1	2	3	4	4	0	5	4	4	1	4
2	9	8	1	1	1	0	8	7	1	8	5	4	7	2
3	3	2	1	8	0	5	7	5	5	5	3	9	5	4
8	5	1	3	3	4	7	9	4	5	3	4	4	1	1
2	4	4	7	0	3	1	5	2	4	5	3	7	4	7
6	3	0	4	0	0	3	8	4	8	8	4	1	6	0
8	6	7	4	4	3	2	0	2	1	0	4	1	2	1

54383004	205424170	61488483004
083624170	1102020210	83380324170
101183004	6744320210	207549549743
108718547	11443549743	

Puzzle #67

3 6 3 3 8 3 0 4 1 4 1 1 4 9 5
0 7 4 4 0 4 0 8 4 2 7 4 8 5 4
0 0 3 1 3 5 7 4 1 0 2 8 0 8 0
3 5 3 4 9 3 5 2 3 4 2 4 1 7 8
2 1 7 5 3 0 0 4 7 3 9 3 3 9 9
8 6 6 4 4 7 0 1 3 0 2 8 5 8 4
9 0 6 8 8 5 0 5 5 8 2 5 0 6 7
9 3 6 2 9 1 2 6 0 8 1 4 2 5 3
9 8 0 2 2 4 8 1 7 0 9 8 2 5 8
1 4 7 1 8 0 7 9 4 3 3 0 1 5 3
8 0 0 4 0 0 5 7 3 0 5 7 8 1 3
1 8 9 6 2 5 0 7 0 3 4 7 9 2 4
8 9 5 4 0 4 1 8 0 2 3 0 6 5 7
7 4 7 0 4 4 1 9 0 9 3 8 1 0 7
0 7 2 5 0 7 1 5 1 2 7 0 0 7 4

05781   1406049   9411414038
10334   2077498   20310744668
20727   5089418   408947383347
408947   5142478
507034   305543818
607343   1033497081

9	3	4	9	3	4	2	1	2	7	4	1	4	0	1
5	4	3	9	8	7	4	7	2	1	4	4	4	5	6
1	5	4	0	5	4	5	0	0	1	9	0	2	0	3
5	4	8	0	3	4	4	2	4	7	5	7	4	9	4
4	2	3	5	3	1	2	2	0	7	2	9	2	0	9
0	7	6	8	4	5	3	3	0	0	9	7	4	7	4
1	9	1	1	8	3	8	7	4	1	1	9	1	4	7
7	4	9	8	9	4	5	2	4	2	8	8	7	2	7
8	0	9	0	9	8	1	0	2	2	7	3	7	4	8
2	7	0	5	7	3	4	2	7	4	0	8	4	2	1
6	8	5	2	7	4	5	9	0	1	5	3	4	9	1
2	8	7	3	4	9	7	8	3	6	5	3	9	7	4
4	9	0	4	4	1	7	4	1	4	4	2	8	8	0
1	0	2	8	9	8	1	4	5	3	7	0	9	2	2
6	1	6	8	3	9	4	7	4	8	9	8	3	6	2

009747	890908	41471440
50019	2018349	51095472
70554	2432459	74203982
148834	2439439	94778114
270727	3497836	541898201
439874	5742443	2425498947
509074	9407889	83947489836
741401	34274084	

1	3	9	7	4	9	3	4	2	3	0	7	0	2	2
7	4	2	4	9	4	0	2	3	8	9	0	5	1	6
0	6	1	1	9	7	4	5	8	3	3	0	2	1	4
2	5	1	0	7	9	0	7	0	1	8	5	0	2	1
4	4	0	8	1	4	1	0	2	1	9	0	0	7	4
4	9	4	1	5	6	2	4	0	4	2	6	8	3	7
4	5	2	0	5	8	5	4	5	9	7	9	4	8	0
9	2	4	7	8	2	0	7	9	5	8	0	9	6	7
7	2	6	1	4	0	8	4	3	8	3	8	4	4	4
4	4	0	4	3	7	9	9	7	8	0	5	3	9	9
4	1	2	9	4	7	9	4	8	5	5	2	5	5	4
1	4	8	4	8	9	9	1	3	2	0	4	1	4	1
6	3	9	2	6	3	6	1	4	6	3	8	0	0	1
5	8	5	4	3	6	9	4	2	4	7	8	2	2	1
3	8	3	6	4	6	3	0	7	2	3	4	4	7	9

27830503	10790701850	97458330214
0120894247	20703243947	98320494247
494351024	58543694247	
805740858	64147074941	
2898251050	97443270364	

7 1 5 9 8 7 8 0 8 8 8 2 7 0 3
9 1 9 4 3 4 6 0 7 3 5 0 3 8 7
3 5 1 5 5 3 0 4 8 2 5 5 0 2 7
4 2 1 5 7 4 8 3 5 1 0 7 2 5 3
1 6 8 4 6 4 9 3 7 6 2 3 0 0 3
1 1 0 1 0 8 2 0 2 8 7 0 2 4 3
0 1 8 4 9 0 1 5 3 2 8 9 2 3 5
9 9 0 2 6 2 4 5 4 8 8 4 1 3 6
6 2 4 4 7 0 1 4 3 5 0 0 6 4 1
4 3 4 2 1 1 4 9 5 3 2 3 8 3 4
9 0 0 8 9 4 7 9 4 5 1 1 0 8 1
2 1 3 8 0 8 1 5 3 9 5 5 3 0 4
1 5 5 3 8 9 1 1 3 1 4 1 5 0 8
0 0 4 3 1 4 4 3 0 6 4 8 2 1 1
5 3 4 1 0 3 0 1 1 4 9 7 2 1 3

08947	04334380	307288808
14908	5027880	8305370643
30884	5490380	74344802014
214147	11041411	

3	5	2	2	6	4	1	3	8	2	8	9	7	9	5
2	8	8	3	0	8	2	8	9	7	4	2	3	0	8
3	0	8	2	8	7	9	2	4	1	4	5	8	1	1
6	3	3	3	5	6	4	5	5	3	5	4	1	1	6
4	4	9	3	7	5	6	1	1	1	8	3	2	7	4
5	9	3	9	7	4	1	8	7	3	1	0	2	0	3
9	0	1	9	8	4	2	7	9	0	0	7	0	5	1
8	3	2	0	1	8	2	8	6	8	1	8	7	1	4
2	4	7	0	7	0	2	1	3	3	8	0	5	0	4
8	7	8	4	8	9	9	0	4	0	0	9	4	2	2
0	2	5	5	9	9	4	2	2	0	7	2	3	1	4
3	8	0	6	3	8	4	3	7	7	3	2	9	4	1
7	3	9	9	1	0	3	7	3	4	0	4	4	7	3
2	1	7	8	2	0	1	0	4	4	7	7	7	2	4
8	3	0	2	9	8	4	5	9	4	7	3	5	5	7

102447	24270382	5707202889
107147	45982803	5803490347
208947	107943347	41429782803
241347	201378147	
1092747	207543947	
3439889	247982803	
5102147	641382897	
5489203	1782010447	
9038947	3742140347	

7	9	7	4	2	4	5	7	4	3	9	4	0	5	9
4	0	8	9	6	3	2	2	2	8	3	0	8	7	7
3	3	2	7	7	0	0	0	3	3	5	0	3	4	8
2	0	3	3	4	0	1	1	2	2	7	3	2	2	3
1	2	4	4	1	3	4	3	5	7	6	5	4	4	4
8	0	6	4	1	7	2	7	0	4	4	3	1	9	0
5	2	8	6	4	1	4	1	4	2	5	9	4	7	1
5	2	4	1	8	0	2	2	0	9	9	0	4	4	4
4	7	6	3	0	4	1	8	7	3	5	8	2	0	3
8	7	8	4	7	3	0	5	2	4	2	0	4	8	6
0	7	4	6	3	0	7	4	3	4	1	4	5	3	4
4	3	1	8	7	4	9	8	0	1	9	8	4	7	6
5	1	0	7	4	1	4	1	4	9	7	0	1	3	0
0	8	1	1	2	4	2	2	0	3	3	0	5	9	1
5	0	2	8	5	8	2	7	8	2	1	4	0	1	4

2027494	742457439	08112422033
013029843	783401436	094282114334
24713207	1434703647	107414149701
74321855	3781403674	674891089478
87432103	4820545103	
242503748	5028582782	
0594740797	5742497408	

7	4	0	3	1	2	1	0	8	8	4	4	7	5	2
7	7	1	7	4	9	0	0	9	3	0	4	2	5	4
6	4	1	0	4	8	4	1	9	9	1	3	0	8	1
2	5	9	4	2	1	1	0	4	9	8	7	7	8	0
8	1	1	9	0	0	7	4	6	3	4	2	8	9	2
5	3	6	4	4	6	8	4	3	0	3	7	6	8	1
0	6	0	4	0	1	0	4	6	3	4	0	4	1	8
7	1	3	8	5	9	1	8	4	9	0	1	1	9	3
0	0	7	5	7	8	4	4	3	3	0	3	3	0	4
3	3	8	0	4	2	5	3	2	1	4	4	7	8	2
8	8	5	8	8	7	8	7	3	4	8	7	5	2	9
8	4	0	1	4	7	0	0	4	8	2	1	6	8	0
4	1	4	5	6	1	1	1	5	9	4	2	1	3	4
5	0	2	4	3	4	5	1	4	2	4	7	2	4	7
4	8	5	0	2	7	4	9	9	0	1	9	4	8	0

17807	5744880	303341843
41074	6471470	610384108
51488	9082834	1099472058
109947	20786413	2434514247
110498	24114994	14094338474
588981	45857494	74344802014
1406049	50703884	1406083181140
3429047	201433010	
5082780	241021834	

4 3 0 5 8 5 0 4 5 8 1 5 3 4 4
4 1 9 8 0 2 2 4 3 1 8 4 4 4 0
7 5 0 5 8 1 7 5 8 0 1 7 9 5 3
6 4 2 5 8 1 1 3 8 1 4 9 5 0 1
1 2 5 5 1 6 9 8 1 0 7 8 3 7 1
2 1 7 9 2 6 9 4 1 7 5 2 7 8 1
3 7 0 1 0 2 0 1 1 3 4 4 3 4 3
6 1 4 3 3 0 5 6 0 1 4 0 6 3 5
2 0 7 3 4 9 9 4 9 4 1 9 7 0 6
3 4 1 8 6 9 8 4 2 4 8 7 8 1 4
0 7 4 9 8 4 2 8 4 1 5 1 0 0 4
0 8 4 9 3 1 9 8 3 4 9 7 4 1 4
6 5 3 1 4 8 5 8 7 4 3 3 0 7 2
5 3 8 8 1 3 4 7 9 7 4 3 3 8 2
9 5 1 8 0 3 3 4 7 1 0 3 3 7 9

14438	110201073	5479824097
0784301	148248947	8033471033
1073144	181475441	703347858413
2741840	342208914	
4147943	0894318110	
34797433	949943702	

3 2 3 1 6 8 3 1 1 7 9 8 4 3 2
3 9 4 1 1 3 5 5 0 0 7 2 0 7 3
8 7 0 3 3 4 8 8 4 7 4 8 1 6 4
0 2 3 8 0 9 0 2 8 2 4 7 3 2 0
2 9 5 5 8 2 3 2 4 0 1 5 2 1 0
6 3 8 1 1 8 7 6 7 2 3 2 4 5 0
3 3 8 4 5 5 4 0 7 5 3 3 1 4 6
1 1 5 2 4 8 5 7 6 8 0 2 0 1 9
4 2 2 1 8 2 7 3 6 3 0 7 0 1 5
7 0 5 9 8 3 6 4 8 6 8 8 9 1 8
1 0 2 0 4 2 2 3 2 9 3 5 3 4 4
6 1 5 5 5 9 0 8 4 4 7 3 7 6 4
5 3 2 5 6 4 5 3 5 0 7 4 8 0 4
8 2 8 2 2 8 3 6 3 3 9 0 7 4 8
4 8 5 8 7 9 3 0 4 7 9 8 8 8 4

780836	67811836
874798	82822836
2025836	587424708
5823828	607343836
7059836	740397858
8033018	1023242836
8075836	1402750794
10745449	

7 8 1 5 1 7 5 0 7 4 6 0 3 0 2
1 2 0 8 8 2 8 0 3 4 5 2 0 9 4
0 3 2 8 3 8 8 9 7 0 9 4 7 5 0
7 1 1 7 1 9 1 2 5 2 3 8 5 2 2
7 8 2 6 4 4 6 8 6 8 4 7 3 1 9
8 4 5 8 2 3 2 7 1 5 1 7 1 4 0
8 2 0 8 7 8 4 7 4 7 0 4 1 0 1
9 7 7 4 1 8 7 3 4 3 0 5 9 9 2
4 4 8 4 1 2 6 0 7 3 1 7 2 8 7
7 9 0 7 9 8 8 9 1 0 0 4 8 2 2
3 0 9 4 0 2 7 4 7 0 6 4 2 0 0
0 7 5 8 8 4 4 2 4 9 1 9 1 2 3
3 4 6 7 0 5 5 3 8 2 1 3 2 2 2
4 9 9 4 1 0 9 8 8 9 3 4 8 2 8
7 4 2 4 5 9 8 4 3 8 8 9 0 0 1

58149	2030647	107788947
079889	2087847	181707803
241347	2140347	828439889
342947	9402747	842749074
378147	10140747	0328388970947
438947	20882803	742459843889
507247	60734347	

1 0 3 0 4 4 7 2 0 4 1 4 7 1 1
5 9 7 4 8 0 2 0 4 0 9 1 1 8 3
1 1 1 4 3 4 5 0 4 1 0 9 6 1 2
9 0 4 7 4 5 7 1 5 1 4 0 7 4 8
4 0 4 1 5 1 2 5 2 9 0 2 8 8 4
4 2 7 0 8 4 8 6 5 9 1 1 1 5 5
0 6 8 0 4 1 0 8 0 8 3 0 1 8 4
2 2 9 1 4 0 8 0 4 4 2 8 2 2 4
7 8 4 3 8 9 3 4 6 7 0 2 8 2 0
3 9 5 9 0 7 0 8 4 0 1 3 4 8 5
9 7 7 9 2 6 2 0 7 2 7 2 0 4 3
3 5 0 2 4 4 1 3 6 1 4 0 0 3 1
5 3 8 0 7 8 3 0 2 4 4 1 5 5 0
0 7 0 6 0 0 4 7 9 8 5 4 4 4 1
4 7 3 5 1 3 6 0 1 3 9 8 5 7 4

27818
54740
174881
604030
0706004

1418184
24142184
46009407
50706004
076439834

80783024
143450410

0 2 7 4 3 3 7 4 8 9 8 3 2 9 8
5 6 8 0 6 1 7 0 1 5 8 5 9 6 0
5 8 4 9 5 1 0 4 6 8 3 7 5 3 2
5 7 3 2 4 4 4 4 7 4 4 5 5 2 1
7 4 2 5 4 8 1 9 2 1 1 9 7 2 0
6 9 3 9 2 9 1 8 6 7 0 0 2 4 2
0 8 7 2 0 6 0 3 3 7 0 1 9 2 0
4 4 6 8 3 8 4 3 6 4 3 7 9 8 8
4 5 5 4 8 3 4 9 4 3 9 5 2 4 3
2 8 3 4 7 1 8 3 4 6 0 7 8 8 0
8 8 4 2 5 9 4 3 8 9 0 4 7 2 1
5 7 4 4 1 9 8 8 7 9 0 1 8 2 2
0 4 4 4 3 8 2 0 8 4 2 0 1 6 7
3 8 2 0 8 8 4 3 6 0 2 0 3 4 9
1 1 2 4 1 7 4 7 7 4 1 3 0 7 2

34943	27072401	61024802834
42460	27409834	283471834607
184982	80210208	
229481	206348802	
5887481	270314774	
6410983	747101940	
6838436	08720603370	
7425481	27433748983	
24110643	28109788914	

2	2	3	6	3	8	3	3	4	9	4	7	5	6	8
5	0	0	6	3	8	7	4	7	9	8	1	8	7	3
1	7	4	0	0	8	3	6	0	9	5	4	1	8	8
1	1	6	3	8	6	1	0	1	0	5	1	7	3	0
4	8	3	5	1	0	9	9	4	7	8	3	6	3	0
5	3	4	2	1	6	3	8	9	8	7	0	1	8	7
4	6	8	4	3	6	3	8	7	0	2	8	4	3	0
2	3	3	2	2	0	4	1	4	1	1	8	3	6	0
2	7	4	4	5	8	3	6	0	8	5	6	2	2	8
6	3	0	4	0	5	9	2	9	9	8	3	7	7	3
3	2	4	2	6	6	3	7	8	1	1	1	8	3	6
5	8	3	9	1	4	3	9	0	3	0	6	5	2	2
5	0	7	9	4	8	3	6	6	4	6	8	0	3	0
1	5	9	8	6	6	3	8	9	0	7	4	2	4	3
8	3	4	0	0	8	3	6	3	8	0	2	8	7	9

700836	17400836	3424709836
1016836	27021836	5109947836
1411836	27445836	5749433836
2071836	50794836	8189747836
3032836	67833836	
8207836	83400836	
10789836	97820836	
10991836	378111836	

9	0	6	3	5	4	2	4	4	0	8	5	3	7	1
3	1	4	8	3	8	1	8	3	3	2	1	2	2	9
5	4	9	2	4	4	2	0	0	1	8	1	3	8	9
5	0	5	0	9	1	9	8	7	3	4	1	4	7	8
5	2	0	1	0	2	4	2	9	6	3	1	3	5	7
3	2	9	4	3	3	6	7	7	0	1	1	3	4	5
8	4	4	8	4	9	4	5	0	7	8	1	4	6	4
5	0	9	8	0	5	8	8	2	9	0	7	0	7	0
1	4	0	2	0	5	9	8	1	2	5	0	0	1	7
3	0	8	9	4	8	1	0	9	0	1	0	1	1	7
6	5	2	0	3	2	0	2	0	5	3	2	2	4	1
5	9	8	9	5	0	2	0	4	7	0	0	0	2	0
0	4	9	4	2	0	0	4	5	0	5	1	7	0	2
5	5	2	0	2	3	0	2	5	8	9	4	7	2	9
4	6	4	4	1	5	8	1	6	0	1	7	4	4	4

07414	8033147	101167014
14838	8514464	308948109
38134	9895020	20230258947
0301843	21895020	
1059889	24201025	
2023025	38201488	

5	0	7	2	2	8	9	8	0	1	5	8	4	2	3
1	9	8	4	6	4	1	4	7	0	0	3	9	7	0
8	5	4	7	0	3	6	4	7	8	3	3	4	1	4
8	3	3	8	7	6	4	4	5	5	4	2	1	9	2
0	5	0	5	4	7	5	1	0	9	4	8	6	1	4
5	8	1	8	2	3	4	5	9	7	4	7	8	8	0
1	2	9	8	8	8	0	4	8	4	2	1	5	1	2
5	4	2	1	1	0	3	0	3	0	5	4	4	1	8
8	7	3	3	0	5	0	8	3	8	4	8	7	7	3
5	6	8	1	1	4	7	8	6	6	4	5	0	1	8
5	6	9	6	2	9	3	0	0	0	1	0	2	3	4
0	5	5	1	4	2	4	7	4	2	2	8	5	3	8
1	4	1	4	0	3	4	8	7	4	5	5	0	7	2
4	8	0	3	3	5	3	1	3	7	4	0	3	0	8
3	3	4	9	7	0	2	0	1	8	2	9	5	5	0

3050838	145941478	50547510948
9888048	466874118	51089822705
27055478	2810207943	245544678338
055142474	4703647833	874795432818
58550143	10303054418	

8 6 4 5 0 0 9 5 0 4 8 8 7 4 2
7 8 2 7 4 0 2 8 1 0 2 4 2 9 1
8 2 0 7 4 6 4 0 0 6 2 6 2 1 1
9 4 9 4 9 9 0 0 1 2 5 2 2 3 9
5 6 5 6 2 0 0 1 5 0 0 1 4 3 8
0 1 4 8 3 0 7 4 4 9 4 5 0 4 8
1 5 6 2 7 8 2 0 4 4 1 9 5 5 7
1 5 4 2 5 2 9 0 2 8 7 3 3 8 5
7 0 3 2 3 4 8 9 8 3 8 1 9 8 1
2 4 0 0 2 0 2 1 8 1 6 0 4 9 4
0 1 2 3 2 6 2 0 0 7 5 2 5 0 6
1 7 4 1 6 9 4 1 4 7 8 1 1 3 9
5 1 9 5 7 4 1 1 0 7 4 4 4 8 4
2 0 5 8 0 8 7 9 9 8 0 2 8 6 0
0 6 0 2 5 8 8 7 0 7 8 1 8 2 6

14830	744106	802024088
207097	827854	2420182047
470114	3021088	5088440947
502089	9451488	
542047	87895011	
0580879	87899836	

4	7	9	3	7	4	0	9	1	1	2	4	8	9	2
9	4	4	8	9	8	3	0	8	3	6	9	4	4	1
9	4	7	7	4	7	2	0	2	2	0	4	2	7	1
8	3	9	3	1	1	0	2	2	0	1	6	9	6	1
4	9	0	9	3	8	1	4	4	2	5	8	8	3	4
3	0	0	8	0	3	4	2	3	2	2	2	1	1	3
9	6	6	7	3	3	2	1	7	4	4	2	8	8	1
0	9	4	8	0	3	4	4	5	4	3	4	8	1	3
2	5	6	6	3	5	8	5	1	5	9	7	7	3	5
8	4	1	3	1	0	5	9	1	6	0	1	1	7	7
9	8	8	8	6	1	9	1	8	0	1	4	2	8	0
9	5	2	2	1	2	8	7	4	0	2	2	3	6	8
3	3	8	7	0	2	0	9	4	1	4	5	3	8	9
6	3	4	3	8	9	8	4	7	0	9	4	2	5	5
4	5	5	0	3	8	2	5	3	3	7	1	0	3	7

60010	90207833	890705514
202244	90345102	4089833803
274774	98218183	89830836944
704343	479038604	
49074898	583405514	

1	3	7	4	8	9	8	1	8	9	4	3	0	0	1
3	4	8	9	2	4	9	3	8	3	8	2	6	4	8
4	2	4	9	6	5	4	8	8	9	7	4	1	3	0
7	2	0	9	7	0	8	0	5	0	1	2	3	8	1
9	4	4	8	0	6	6	3	6	8	4	3	2	8	8
7	7	9	3	0	7	8	7	0	4	5	2	5	2	1
8	5	0	7	4	3	4	1	4	3	1	1	3	8	8
1	1	4	4	6	2	4	5	7	4	2	0	5	8	9
0	3	9	7	5	8	8	8	4	6	2	8	9	8	4
7	1	8	7	4	5	4	8	9	4	8	4	0	0	5
8	5	2	1	6	8	0	7	9	0	2	7	3	1	2
4	3	3	1	4	4	6	8	5	4	2	2	7	9	3
0	0	4	2	7	4	5	3	8	4	7	0	2	4	9
8	2	0	1	5	9	0	7	4	3	4	4	3	1	6
8	3	9	3	4	7	2	7	0	7	4	8	7	4	4

031479884	547486347	839429843
067442439	574867947	
180181894	583032801	
209014604	748354724	
244547094	748981894	
388055407	781078408	
388288801	784707274	
424342889	786718679	
430209843	820159074	

2	1	0	1	4	1	3	3	0	8	2	2	5	8	1
8	5	1	8	9	0	2	8	3	8	3	3	5	5	0
0	0	1	5	6	2	1	3	8	2	6	0	1	1	4
1	8	1	3	1	5	1	7	1	0	7	6	2	8	1
8	5	1	3	0	4	3	1	4	4	0	0	2	8	4
4	5	0	9	0	6	3	0	9	9	4	6	5	2	7
3	4	2	4	8	4	4	7	2	8	9	0	4	6	3
4	5	0	5	8	6	3	7	4	6	3	8	6	1	3
4	2	2	1	7	8	3	8	6	1	5	9	1	6	4
7	5	0	3	8	2	3	0	7	4	0	9	5	2	3
7	7	7	5	5	2	2	5	5	4	1	2	0	1	0
5	8	7	7	6	8	1	0	2	0	3	0	5	9	1
4	2	0	1	4	3	4	7	4	0	8	6	8	4	7
8	0	3	1	9	8	0	2	5	1	5	4	1	8	6
5	8	9	0	1	7	4	0	3	4	2	2	7	5	4

28104	703283	2014347408
30994	8013043	64098274484
189947	18902838	110202077039
683647	589017403	

0	2	8	3	2	1	2	1	0	5	0	2	8	7	2
4	7	0	6	3	0	5	9	5	4	8	7	4	0	0
9	1	4	2	9	2	7	4	0	5	1	4	0	7	2
0	0	0	1	5	4	0	1	5	4	3	4	0	8	1
8	3	0	7	7	4	1	2	7	5	1	0	9	2	7
1	0	5	7	4	3	5	0	4	4	5	2	5	4	7
8	4	1	1	2	9	1	0	3	8	8	4	0	9	5
6	8	7	0	5	8	9	1	5	1	7	1	2	4	0
4	7	4	1	3	8	9	4	6	7	0	4	2	6	5
1	9	0	5	2	4	5	7	1	4	0	3	4	1	1
0	2	0	3	9	4	1	6	0	3	1	3	0	3	2
9	5	5	2	4	8	2	8	3	9	9	8	8	8	5
1	7	1	3	4	5	9	3	3	5	0	1	0	8	6
1	2	0	7	4	9	9	4	4	3	6	4	1	4	0
7	5	4	9	8	7	4	3	5	2	4	5	9	0	3

24143	001476834	079827009
30149	2074994	149947014
70388	5434081	243242174
240764	5481743	274051407
433814	5487400	549895488
801034	5498743	
942094	7078249	

2 1 8 4 1 8 1 4 3 4 7 5 4 2 0
8 9 7 5 7 8 1 1 9 4 5 8 5 3 3
5 0 8 2 8 3 0 9 4 7 8 2 1 5 4
6 6 3 8 5 8 3 4 8 7 7 9 4 3 1
4 1 3 3 6 3 4 0 1 2 2 5 2 2 1
5 8 4 4 0 3 1 7 1 3 5 8 4 9 8
8 9 3 7 1 1 4 9 0 2 2 9 7 5 6
4 9 0 8 4 4 1 7 1 1 5 6 5 3 0
9 4 3 1 4 3 8 8 9 1 5 0 4 8 1
4 7 8 0 3 9 8 7 1 4 5 4 2 2 4
5 8 0 3 5 1 9 4 8 1 0 7 4 0 8
8 4 8 6 3 6 5 4 7 7 0 3 7 8 7
5 2 3 7 1 2 0 8 7 1 9 8 0 4 4
6 0 8 6 0 0 4 1 3 6 2 8 5 5 8
7 8 5 4 3 2 3 0 5 4 5 4 0 8 4

382084	578119458	51424754247
510748	645849458	618994784208
6749948	3414878798	
30380838	4079787448	
37827411	4217483474	
60148748	5743418148	
80330118	50304974368	
510650398	50828309478	

0 1 8 5 0 9 2 5 0 2 4 4 3 4 1
3 3 4 7 8 4 1 2 3 3 4 0 3 8 5
3 0 8 1 4 6 2 3 5 6 0 9 2 7 0
2 1 1 1 0 9 2 3 1 1 0 6 4 9 9
1 7 2 5 0 5 4 9 7 4 2 6 2 3 9
0 2 8 7 9 0 5 5 0 2 4 5 8 8 5
1 1 9 0 6 8 5 4 6 4 1 4 5 9 5
8 3 3 7 8 2 1 9 0 7 3 7 8 7 5
7 0 8 6 5 7 7 4 3 8 3 4 2 4 3
3 0 8 1 0 0 5 8 4 8 7 0 2 9 8
4 7 1 2 4 1 4 4 0 8 0 1 9 5 4
3 5 0 0 1 8 3 0 8 0 2 8 6 3 4
1 3 1 7 0 0 8 6 0 4 5 5 7 3 8
3 0 2 1 9 1 0 0 2 2 2 0 3 0 8
9 6 6 4 7 6 6 5 6 2 4 1 5 9 0

50018   5097820   808395001830
50141   50012808
54947   50018308
549742   50827018

2 4 2 3 8 5 0 5 0 7 7 4 1 8 0
3 5 7 5 0 0 2 3 1 9 7 4 4 3 5
1 7 4 9 8 3 2 7 7 4 5 6 2 1 1
3 5 9 0 7 4 3 4 3 8 0 4 0 7 7
7 0 3 0 2 4 7 4 1 9 5 7 5 9 0
6 0 4 4 1 7 7 7 9 1 8 2 9 2 8
7 2 9 4 3 1 9 8 2 0 1 6 1 1 5
5 5 6 8 0 7 8 8 0 7 9 0 4 3 4
7 3 5 4 3 1 4 2 6 3 3 0 9 8 0
2 1 5 4 4 6 2 3 4 0 4 0 5 9 4
5 8 5 4 3 5 1 9 4 1 4 6 5 1 9
9 6 6 3 0 7 4 8 1 4 8 8 3 0 8
5 1 1 1 0 2 7 4 3 9 9 9 9 4 2
5 3 7 2 0 9 4 6 8 6 4 2 0 3 3
9 6 5 2 0 9 3 4 4 3 9 5 9 3 8

04043	347343	98361836
64149	5090943	8841847036
102743	50774180	540279860489
308747	90111420	

5 5 2 2 4 3 4 9 2 4 9 1 4 6 2
4 6 4 7 6 1 4 0 3 5 8 7 6 5 2
8 0 2 7 7 0 4 3 3 4 3 0 4 1 5
3 4 5 3 4 4 4 0 4 4 7 2 0 3 0
8 8 1 3 4 9 2 9 8 8 9 4 0 5 1
9 8 0 4 4 6 4 5 4 9 9 0 9 4 3
7 4 8 6 2 9 3 1 7 3 4 8 1 9 6
0 3 3 8 2 9 3 4 3 0 4 3 4 4 0
2 9 4 1 2 0 0 4 1 4 8 5 0 0 3
9 9 3 9 1 7 7 7 2 2 9 8 1 5 6
4 3 9 4 9 4 4 2 4 2 4 4 5 4 7
3 2 4 2 0 8 8 0 0 3 4 3 3 4 4
9 8 6 4 3 4 2 2 2 7 1 2 0 5 3
6 1 0 5 3 4 9 3 4 4 4 7 9 2 2
6 3 7 3 6 5 4 3 0 3 3 3 6 4 0

34943	3410943	242243943
94043	5140343	2425108343
148243	6048843	4257088543
441543	14290743	6048984343
604943	20720743	8389702943
0994743	41942943	020342143643
1408943	54749413	
03289943	82740243	

7	8	0	4	4	0	8	4	1	1	4	1	0	7	4
3	3	2	2	9	7	5	2	3	2	1	4	5	5	5
5	4	4	2	4	3	0	8	8	4	3	8	2	2	9
3	1	4	4	4	2	4	3	9	7	4	1	2	8	4
2	1	2	7	4	7	4	2	4	1	1	8	5	9	1
1	0	2	8	0	7	4	0	6	1	7	3	3	7	4
5	7	2	9	9	2	0	8	9	4	3	1	4	0	5
4	8	4	0	2	0	7	9	7	9	3	3	5	3	4
2	3	1	7	9	4	2	4	0	2	9	5	1	0	3
3	5	4	4	4	3	2	2	2	5	2	6	2	4	0
3	0	0	0	3	3	0	5	0	7	7	8	1	4	7
9	2	3	5	2	1	4	1	2	8	3	3	1	3	4
4	5	5	4	8	5	3	6	0	0	6	2	4	5	9
4	1	0	7	0	6	5	5	2	4	4	7	6	4	3
2	5	5	5	4	5	8	1	4	7	8	8	1	8	3

24394	897030	182278474
43474	1028074	841141074
077814	2472074	9414543074
243974	3411078	
509074	3488034	
680220	24789074	

5 2 4 9 0 3 8 6 8 7 5 3 8 0 9
5 7 4 8 7 4 1 7 4 5 4 0 2 5 9
8 4 0 4 4 8 5 4 9 7 4 5 1 0 2
3 3 8 4 1 3 0 3 8 4 0 8 4 3 1
6 9 3 3 2 3 1 7 9 6 1 3 6 7 1
5 5 4 2 8 2 4 4 1 1 2 4 0 4 2
1 3 9 4 7 0 3 8 4 2 1 5 9 8 4
0 8 0 1 0 8 7 9 8 7 4 2 5 5 1
7 3 2 3 1 9 1 9 8 2 6 3 2 4 6
4 0 5 4 1 4 7 1 1 7 2 0 8 3 4
8 5 3 3 4 5 2 5 8 0 5 2 2 8 4
9 8 7 4 2 5 7 8 6 4 7 8 5 8 2
3 4 5 6 4 7 3 1 6 1 2 1 2 1 8
2 9 8 0 4 9 3 8 2 0 2 4 3 4 3
1 1 2 4 3 8 0 7 2 0 8 2 2 3 9

03840843   278118424   037485438814
8027083   701142443   83578683094
24413488   834217087
43241343   5786478582

7 0 0 4 2 1 9 2 3 5 7 4 6 3 3
9 0 2 4 4 0 3 9 5 2 2 0 4 7 4
4 8 2 7 7 1 2 4 4 5 0 8 7 4 2
9 3 7 8 1 9 3 4 9 2 2 3 2 3 8
9 7 0 4 8 6 4 7 1 9 5 6 4 3 3
3 5 6 8 1 4 5 4 8 3 0 1 7 2 4
0 0 1 5 9 7 6 9 8 6 0 1 8 1 3
3 4 7 8 9 3 1 5 3 4 1 1 3 3 3
6 1 0 0 2 7 0 0 4 9 8 5 6 1 8
6 3 1 4 1 2 8 9 3 7 2 7 5 2 6
1 4 6 0 3 7 4 7 8 2 1 4 5 2 4
0 0 7 1 8 7 4 7 8 9 5 9 5 2 7
3 4 7 2 7 8 0 3 4 9 1 0 0 0 1
3 4 9 9 8 2 6 7 0 1 2 0 7 1 4
0 7 4 8 1 8 6 4 3 8 4 4 1 9 7

3499013   94993036   0019430872743
9425183   647247836   74818643844
41287473   01989039803   702107628994
61002700   4338647147
61031420   5784844974
0071874789   7456488207

0	3	1	7	5	9	8	0	4	9	5	4	0	8	8
0	6	3	6	4	0	5	8	1	2	1	8	3	3	4
3	6	7	0	3	3	4	8	7	4	9	1	3	7	3
0	4	4	3	7	3	0	4	5	0	7	3	9	7	3
7	6	5	0	9	9	0	4	4	5	5	1	8	7	4
8	1	3	2	6	1	4	0	1	4	6	3	8	0	2
2	0	4	8	7	0	1	7	7	2	6	8	2	2	5
0	2	9	2	4	7	4	1	0	0	8	8	8	1	5
9	8	1	9	5	7	0	1	4	2	6	8	5	2	3
4	2	1	5	2	4	7	3	4	9	0	9	0	1	3
0	0	4	7	1	9	8	0	5	7	4	8	1	1	2
9	2	2	3	7	3	1	9	2	0	0	2	0	9	6
4	3	7	2	7	4	4	0	4	3	5	4	1	7	0
5	0	6	3	8	7	0	0	6	8	4	1	4	3	0
3	0	2	5	4	3	4	9	7	8	1	1	8	4	3

50839	508917400	43497811843
1425489	4074140604	274404354170
7497033	6703348749	610882140347
20774836	8600783605	

```
0  4  7  5  1  8  4  3  8  0  7  2  4  7  3
1  6  3  2  5  5  3  0  7  4  3  0  1  2  6
3  2  7  2  0  3  5  2  6  3  3  3  9  4  1
8  0  0  7  2  4  0  7  1  0  4  3  0  7  1
3  4  8  7  6  3  8  1  4  7  5  2  4  5  0
9  6  0  8  8  2  7  8  5  5  4  2  0  8  6
3  4  2  8  4  7  3  4  1  9  9  0  3  9  5
8  6  1  6  2  4  8  8  8  0  1  0  1  5  5
4  0  0  1  4  7  4  0  8  6  4  3  9  0  5
0  7  8  4  0  4  9  5  0  8  0  0  7  4  6
4  1  2  3  6  5  8  3  1  3  1  6  0  2  8
3  9  0  0  9  4  4  8  4  0  6  0  0  4  5
1  7  3  1  8  4  3  1  0  9  4  4  6  4  5
8  1  7  3  4  7  1  7  7  6  2  0  0  4  9
9  2  9  8  4  1  1  8  1  4  5  5  0  4  7
```

14101	14501149	57418367843
27008	34327474	74055418114
604643	80839418	
2407104	608827855	
5843348	1843807247	
10108884	30991437482	

```
5 3 0 2 0 9 1 0 1 0 6 6 1 9 9
0 8 9 7 8 5 4 9 8 9 5 4 0 7 8
1 7 4 8 7 4 1 8 3 0 0 5 3 4 5
0 7 1 7 3 1 0 8 5 4 0 8 9 3 0
8 1 1 8 4 5 8 0 3 7 1 6 9 4 2
3 9 4 1 9 2 9 8 2 8 3 8 7 4 2
8 4 7 1 4 6 8 3 2 3 8 7 6 0 4
7 9 4 1 4 2 4 2 0 0 0 8 1 7 9
0 7 1 7 2 6 4 7 0 8 8 2 0 2 9
1 0 1 1 0 7 4 3 4 1 8 9 7 7 4
4 5 6 5 9 2 3 1 1 2 8 8 8 4 1
3 5 8 0 5 2 0 5 0 0 0 2 4 6 7
8 1 8 2 8 1 0 2 1 9 7 4 4 7 8
2 4 1 3 7 8 5 5 1 4 4 8 7 2 2
4 6 4 1 4 1 0 4 8 5 1 2 8 2 8
```

90894	8242810	870143824
502508	9705514	941147411
641094	18820898	5498954078
824748	20207443	6010190203
3418679	27402474	7472032004
3785514	50224994	
3814784	142431078	
4014146	200410118	
7088838	274888039	

Puzzle #97

6 7 4 4 9 2 0 3 0 1 6 1 3 2 6
3 9 4 4 9 7 5 8 2 0 8 1 3 8 5
1 2 6 4 7 0 9 0 8 4 0 7 3 0 8
4 2 4 6 3 0 4 5 4 7 0 9 4 7 6
3 7 6 3 1 0 3 3 4 7 1 8 9 6 0
7 8 2 1 4 4 3 4 4 7 8 3 8 4 0
8 9 1 0 7 3 2 8 1 9 2 4 1 7 7
0 4 9 0 7 4 9 0 9 4 5 7 6 4 4
0 3 6 2 9 9 7 0 3 4 7 4 9 3 9
9 6 4 9 2 1 4 0 7 4 4 1 8 2 0
3 0 3 5 1 8 3 4 9 4 8 2 8 1 8
8 6 9 8 8 8 0 4 9 3 8 2 8 9 3
5 9 4 4 9 7 9 9 3 4 8 9 0 5 4
9 7 4 0 9 2 4 3 9 7 4 4 9 8 7
7 0 5 0 5 2 8 8 4 1 3 8 0 5 5

37048	839074	50831488
74498	988804	74908347
78384	03347189	744920301
94497	4547094	944970274
278943	5098439	944975820
430241	8076474	974092439
809074	34390748	8257488843
824498	41471894	

0	2	0	7	3	0	7	4	1	1	0	5	4	0	2
0	5	3	4	2	0	5	8	4	8	4	6	0	5	0
3	8	3	8	7	7	5	7	5	3	3	6	0	5	1
0	4	0	5	9	5	8	5	4	2	8	3	3	9	6
3	0	7	9	8	4	5	3	2	1	4	2	0	1	0
6	1	9	2	4	5	7	0	3	8	7	7	0	3	8
1	8	1	3	0	3	5	4	3	8	2	8	7	9	3
9	4	7	7	6	5	3	0	2	4	4	2	8	0	8
9	0	2	8	0	9	3	4	8	2	5	8	0	1	2
8	0	9	8	2	2	4	5	8	1	7	0	6	8	5
0	4	0	2	5	5	1	2	9	3	0	1	6	0	4
5	3	8	1	7	8	3	2	1	0	8	5	1	1	0
6	8	8	7	0	0	0	2	8	3	4	2	6	8	7
4	7	4	1	0	5	7	4	8	9	0	1	0	4	8
1	0	5	2	0	4	1	2	2	0	6	5	0	0	0

00303	02282	05848
01024	02743	06848
01098	02834	07742
01147	02834	07848
01409	02838	07984
01604	03181	08382
01608	03543	08582
01840	05402	09060
02073	05748	

9 0 2 0 7 7 8 4 1 1 8 8 8 4 2
3 1 8 2 0 8 1 1 8 2 8 1 4 5 1
2 3 1 4 4 5 4 3 4 6 0 4 9 7 3
2 7 1 0 3 2 4 7 7 4 3 7 4 6 0
7 3 5 0 7 0 5 4 7 9 6 8 1 4 8
8 6 0 4 2 0 4 5 1 5 1 2 0 2 9
6 8 6 3 0 8 7 2 4 3 5 8 2 8 4
0 5 1 1 3 3 4 0 2 5 5 2 5 4 2
8 4 2 4 7 4 2 0 9 9 7 4 2 8 7
2 6 1 8 1 2 5 9 7 9 6 4 0 2 4
0 8 7 3 8 6 0 8 6 0 2 9 2 9 5
1 6 3 1 6 2 6 6 3 7 1 0 3 4 8
4 4 3 4 4 2 8 7 2 0 9 2 5 0 0
9 3 7 0 1 9 0 7 1 4 6 8 3 4 2
1 2 4 6 4 4 7 6 4 5 4 4 3 4 0

64734	4064345441	247420997428
27103247	20778411888	308942745802
27860820	21070482013	386417091073
278244344	41828118028	
303345830	64476454434	
478282449	70547968148	

7	8	8	5	1	4	8	7	4	1	1	1	3	7	5
3	2	5	0	3	9	3	4	8	9	0	5	2	8	2
1	0	8	5	4	0	2	4	5	0	1	8	7	5	6
9	3	0	7	1	8	1	7	1	5	7	8	5	1	5
3	3	1	0	8	4	3	0	4	0	2	0	0	1	4
2	9	8	3	9	9	1	4	1	5	5	2	7	6	2
7	4	4	0	6	4	7	0	7	0	4	4	8	0	0
1	0	3	6	7	3	1	5	7	1	5	5	4	9	8
0	1	6	4	7	5	7	0	1	1	4	7	0	9	4
4	4	4	3	7	1	0	3	3	8	4	0	8	1	3
1	0	7	8	0	8	5	0	0	9	9	7	8	0	0
4	8	2	5	8	2	5	5	6	0	4	9	4	7	1
3	2	3	8	5	4	4	8	4	0	0	3	4	3	5
2	4	7	7	8	4	3	6	3	4	7	9	8	7	6
1	2	8	9	0	9	8	2	4	8	5	5	9	4	4

14743	897436	7454501
17014	944501	8415887
40647	1087501	9401408
057083	1148843	42890982
70554	1817039	54024501
94384	2477843	83858743
189947	3471408	825098439
0338408	5078408	
608194	5420843	

Puzzle # 1

			4	1	1	8	8	5	7	4	8	1	4	4
				4	4	1	3	3	8	3	4	1		
	4	7	0	9	1	0	2	2	4	1				
			2	4	1	1	5	7	4	3	4			
	2	7	4	2	4	7	3	1	0	1	4	1		9
4	3	4	3	9	0	5	8	2	4	9	9		8	7
2	7		2	0	8	8	2	1	8	3	4	4	4	4
	0	7		5	4	1	1	4	7	4	3	3	0	1
		8	4	1	0	2	8	7	4	9	0	2	3	4
			8	1		2							3	0
				2	0		9						5	9
					4	2		3					8	1
						3	0		8				1	4
							8	7		8			2	8
							0	2		2				

Puzzle # 2

	2	4	3	8	4	7	1	0	9	8	4	3		
4	0	2	2	0	2	0	1	0	9	8	4	3		
	7		3	4	8	9	0	5	8	1	8	1	8	2
	9	0	8	3	3	4	3	5	8	3	6	4	7	4
2	4	3	9	8	3	0	0	9	8	4	3			3
			4	2										8
	9	3	4	2	4	4	7	6	0	8	8	3		9
					4	9								8
		0	3	9	8	2	8	5	0	9	8	4	3	9
							3	7						0
		7	4	5	7	4	3	0	2	9	8	4	3	9
		3	4	8	9	2	0	3	4	7	9	3	8	8
	2	4	3	1	4	3	9	8	4	3	0	1		4
		4	9	0	7	4	2	4	1	6	3	4	2	3
4	7	0	7	4	5	2	4	9	3	4	2	0		

Puzzle # 3

3	8	4	3	2	4	2	1	4	5	4	3	8	0	
3	8	4	3	4	9	5	8	7	2	8	0	1	0	9
7	4	8	9	4	8	7					2			4
	9	8	2	0	3	9	8				2			1
8	5	4	9	0	2	7	0	8			4			9
3	0		1	0	8	8	4	9	1		7			4
9	7			0	1	8	5	2	4	1	3			2
4	0				5	4	4	8	3	3	0			9
7	6					8	1	3	9	4	3	9		8
7	7						1	4		7	2	0	8	1
0	0	3	8	5	5	4	7	4	3	2	4	8		4
2	5	4	1	8	9	8	9	4	5	2	4	2		8
8	7				2	4	3	9	8	3	0	8	3	6
0		4	3	5	7	4	8	8	4	3				
1	3	4	8	9	2	0	7	9	8	3	8			

Puzzle # 4

	1	0	9	8	5	8	4	7						
					5	4	7	9	7	4	8	8		
			0	2	5	7	8	9	7	4	0	9	7	4
3		6	7	4	4	3	7	4	0	8	4			
9	8	2			4	5	4	7	0	7	4	0	8	4
	2	1	4		2	7	0	7	2	7				
		0	0	1		0		4	7	4	1	1	0	6
			3	2	0	8	9	1	4					
				4	6	6		7						
					0	4	3		4	4	4	1	6	8
9	4	2	5	1	4	6	1	0		3				
4	8	0	4	7	7	2	0	4	1		7			
3	4	8	1	8	1	0	5	2	4	9	9	0	6	4
4	7	4	9	0	1	7	4	8	3	4	2		1	
				7	0	6	3	0	7					

Puzzle # 5

				7	4	8	1	4	5	9	3	4	2	
				0	3	3	0	5	4	1	8	8		
1	0	3	8	8	3	6	0	1	8	3	2	4	1	3
		7	0	7	7	8	8	1	0	7	6			0
4	6	0	4	7	3	4	9	0	1					8
4	4						8	7	3					7
7	9	2	7	4	4	4	3	3	4	9				1
4	0	8	3		1			9	4	1	0			8
3	3	7	2	4	8	8	4	1	0	9	3	5		1
4		7	9	3	3	0	8	1	9	2	3	4	4	1
1			4	5	4	8	1	2	4	4	0	4	3	4
0				2	4	8	1	4	0	2	5	8	7	
1					3	7	7	4	2	7	5	4	4	9
0						4	3	0	7		2	8	0	3
5	7	4	4	3	8	3	2		2	5		0	0	0

Puzzle # 6

7							2	4	7	3	0	3	6	
4		9	0	7	4	2	5	9	8	3	7	2	8	
9			7			8	4	3	0	6	4	6	4	3
9	7	4	7	2	0	8	7	4	3	8	2			
0					8	2	9	7	8	4	2	9	3	4
3					9	3	0	3	8	4	2	0	3	3
6	8					7	4	9	9	8	7	7	2	8
8	2						2	6	6					
9	2	0	8	4	1	1	0	8	7	8				
0	4	3	3	8	4	2	4	6	0	7	1			
9	7	7	6	4	3	4	3	0	4	2	4	8		
	5		5		3				1	4	8	1	4	3
	4			4		7							3	7
	7				7		0	1	1	5	0	2	0	1
	9					5		5						

Puzzle # 7

0			2	0	1	9	0	4	3	4	5	5	0	9
	7			4	2	8	0	9	4	0	1	1	9	4
		4	1	0	1	4	0						7	3
			3	0	3	9	2	4					4	5
6		5		0	1	0	8	3	2				5	4
8	3	4		7		1	2	2	4	8			7	7
0		8		4	3	2	8	0	5	4	0		4	3
7		3	2	1		0	4	4	1	7	2	4	3	1
5		9		4			1	2	5	4	8	7	4	1
3		1		0	2			7	7	5	7	3	2	0
8		7		3		4	3	3	8	4	0	4	4	4
3		4		3			2			0	2	7	0	8
9		0	8	6	4	3	2	4	3	8		2	4	3
0		0	9	0	4	2	8	4	7	9			4	
8	8	7	0	4	3	6	8	4	8	8	4	1		8

Puzzle # 8

	9			3	8	2	4	1	0	2	0	4	9	
3	3	4			0	7								8
0	4		1		7	5	4	7						0
9	0			8		4	9	3	4	5	8	3	0	1
2	6				7	0	3	3	3	9				0
7	7	9				2	9	2	8	3	0	9		3
0	1	8	4	5	2	0	3	8	2	0	1	0		8
2			3	5		8	8	0	5		1	4	1	5
0		1		0	0		0	9	1	4			2	8
4	1	1	0	9		2		8	0	0	2			3
7			6	8			4		1	7	9	8		3
			7		0			7		1	3	0		4
			8			4			2		4	2	5	7
			1	4	2	4	9	7	8	8	3	9	0	8
			1	5	4	5	5	4	7	2	8	1	1	5

Puzzle # 9

6	3	8	7	4	4	9	3	4	8	7	4			
1	7		5	0	7	0	2	7	0	9	8	3	6	
	0		8			6	3	8	1	8	3	4	0	8
8	3	8	2				3	0				5		
2	6		4	6	3	8	3	8	1	6	0	7	0	5
0	6		2	9				3	4			4		
1	1	3	1		0			6		4		4		
0	8		8			2		6			3	5		
3	3		2	0			5	6	3	8	1	0	2	8
8	8		1		0			8		8		1	2	0
1	3		8			4			3		8	1		8
8	6	6	3	8	9	5	0	7		6		0		1
3			6					0					8	8
6	6	3	8	1	8	0	8	0	7	0	5			3
			7	4	2	0	2	1	8	2	1	8	3	6

Puzzle # 10

			8											
8				0										
9		9		8	3		3	9						
4			1		4	0		4	7					
1	8	3		4		2	1		9	0				
4		0	0		1		0	7		7	1			
3			2	2		4	6	3	8	1	4	4	2	
8	1			8	7		8			0		2	7	
4		1			7	4		4			5			
3			0			3	7		4					
				7			3	8		7				
					8			4						
						7			7					
							0							
							2							

Puzzle # 11

6														
4			1	0	2	4	9	9	0					3
3					0		9							0
4						5		3					1	8
3							0		7				4	8
0		1						1		4			7	0
4	7	2	0	7	9	0	3	6	4	3			9	3
3				8						1			7	0
	4				7	0	8	7	2	7	4		0	2
		7				4						7	0	0
			2				1						9	4
				0				8					7	7
					0				3				4	
										0			8	
			4	7	3	0	2	4	3	9			9	

Puzzle # 12

					5	4	3	6	0	8	3		7	
			4	2	4	3	3	4	7	2	4	2	0	3
				7									7	5
3	8	4	8	0	7	0	3						1	1
6	1	3	0	2	9	0	1						4	0
8	7	7			7	2	5						4	8
2		4	0			0	0	8					6	9
0	8	7	4	8			2	9	1				0	8
2	7		0	3	3			0	2	7			8	2
5	0			2	6	8			2	4	8		3	2
9	5			9	0	4	0	6	0	0	2	0	3	0
7	0			4		6	1	2			3	0	1	3
8	2			0			8	1					3	5
3	0	2	7	4	5	0	8	7	8					
6			3	7	4	9	3	0	1	3	4	4	7	6

Puzzle # 13

	2	8	7	4	9	4	2	0	7	0	5			4
	4	8	4	1	5	8	2	3	8	7	5			5
6	3	8	9	1	0	8	3	4	2					5
1	9	1	3		1	8	4		3					8
3	0		4	4		8	9	9		4				2
4	8	8	5	6	8	8	9	7	8		2			8
9	3	3	7		8	8	4	0	0	7		8		0
7	4	3	4	4		8	8	9	5	9	4		2	1
4	3	0	1		9		1	4	0	2	4	1		8
7		8	8			8		0	7	2	4	6	0	
1		9	8				3		9	5	8	2	8	5
0		7	8					4	2	8	3	9		2
3		8	4						4		4	4	8	
3		4	3						3			3		4
8		8	8	3	4	9	2	4	9	4	7	5		

Puzzle # 14

		3	6	3	0	3	5	5	4	7	4	8	3	
		3	4	7	7	4	8	2	7	9	0	2	8	
3	3	3	4	7	8	2	7	7	4	8			4	
8	8			1	3								7	
4	4				1	4	7	0	7	4	8	3	4	
8	7		3		3	0	0						0	
2	0		4		0		5	9					9	
7	1		7		8			9	8				4	
1	1	5	5		3	0	8	0	4	2	7	4	3	
0	4		0		8					3	7			
2			7	7	3						7	4		
7			3		6							4		
9	5	5	2	0	0	7	4	3					3	
			3	4	8	3	4	1	5	4	7	4	8	3
8	0	9	0	9	8	7	4	3						

Puzzle # 15

		8	7											
	4		4	4							1			
		3		2	9						4			
			8		8	5					2			
				9		1	0				4			
6					0		7	1			3			
	3			4		4		4	4		0			
		8			5		7		8	2	3			
			9	4	1	4	2	9	8	1	4			
		1	0	8	2	7	4	2	2	4	2	3		
1					2			7						9
	8					3			1					
		0	7	4	7	9	4	6	4	9	9	4	6	
	8	9	7	4	7	8	9	7	4	7	8			
				9										

Puzzle # 16

		5			3	4	3	4	2	8				
			0			7	5		4			8	7	
				1			0	4	3			2	4	
					1			2	8			5	0	
			2	4	1	8	4	7	4	9	7	7	1	
						1	2		7			8	4	8
			2			8			1		3	1	8	
8			4	4		1			0		4	8	0	
	2			2	2	1			9		0	8	9	1
		7			0	4			4		0	0	4	
		8			9	3		8			9	0		
			5			8	8	7			8	7		
				9			4	4			4			
7	0	4	8	8	8	6	4	7	2	3		3		
		2	0	7	8	4	3	3	4	9	9	4	8	

Puzzle # 17

	3		8			9	5	8	7	3	0			
	4		2	0	7	2	8	3	4	5	8	0	3	9
2	0	5	9	0	8	3	7	4	3					7
	3				7	9			1					4
	2				2	7	3			8				3
	0		3			8	4	4			8			4
	1			4			3	4	0			1		1
	2			8	0	4	8	0	3	8	7	2	1	4
3	4	4	5	2	0	9	4	7	9	9				0
5	8	7	8	9	8	4	7	6		8	0			2
3	0	5	4	1	4	4	3	8			9	2		0
9	7	4	1	4	0	3	9	4	7				0	9
		2	0	8	3	4	3	9	7	8	5			8
1	8	5	4	1	4	0	9				5			3
			2	4	1	4	3	8	2	0				4

Puzzle # 18

		2	8	2	7	4	8	2	4	5	4			
8	3	4	3	3	0	2	6	3	8	9	1	4	2	8
	4			8	1	8	1						9	
9		8	1			6	5	4	4				4	
4			7	1	0			3	7	3	4		1	6
1		0		4	0	1		4	0	4	7		4	0
4	2	2	7	2	9	4	1		9	1	7	2	5	3
6	8	4	4	4	4	9	9	0	0	9	4	3	7	5
7	2	2	2		2	2	0	4	1	4	4	9	4	4
0	7	5	0		4	0	5	1	4	9	1	2	3	2
5	4	0	4		1		2	0		9	7	1	4	3
7	2	9	9		8			8		7	6	0		4
	0	4	3	0	1	5	7	8	0	8			8	7
	1	7		4	9	8	1	1	4	9	0	8	1	
	4			5	0	2	4	2	0	0	4	7		

Puzzle # 19

	1	1	8	4	8	0	0	8	9	4	1		
2	3	4	6	3	8	5	9	8	0			9	
4	9	3	0	9	8	1	4	7	2	8	2		4
7		1											2
2	6	0	8	2	0	1	4	7	3			5	
8	6	7	0	1	5	7	0	7	3	0	1		4
	6	3	7	4	3	9	3	0	9	8	9	1	0
	0	7											7
6	4	1	4	1	8	1	4	7	6				4
		8	7					4				5	
		3		5				8					
	7	4	3	4	4	2				7			
		3				3				9			
	3	4	9	9	4	9	8	7	4	9	0	1	
			8	9	0	3	9	1	4	7	3		

Puzzle # 20

0	6	7	4	1	4	6	4	6	4	1	4	4	5	
3	7	6		4	6	3	4	1	2	4	3	0		
8	4	2	3	8	2	7	4	2	7	4	7	2	7	4
2	4	8	7	8	4	4			7		8			
8	7	7	8	4	3	8	1	5	8	2	8	8	3	
4	0		9	4	4	7	3	4			7		0	
3	2		1	8	1	1	0	0	6			0		6
9	0		8	8		4	4	9	4			4		
8	3			4	2		6	1	8	2				8
8	8			1	4		4		8					
9	9	4	1	7	0	1	4	7	2	8	4			
	8					6	2		3					
7	4	8	4	0	7	2	7		4	4	2			
	8		4	6	4	1	4	9	0	2	8	1	2	
	4	6	4	1	4	3	2	8	1		0	1		

Puzzle # 21

8				0	4	1	4	6	3	0	0	4	0	2
	0			8						1				
	4	4			8					8				
	3	6	4			1				2				
		4	0	7			0			4				
0	0	3	7	4	1	4	7	3	4	2				
				4	1	1			0	0				
					9	2	4			1				
					7	7	1			0	4			
							4	0		4		6		
								2	4	7		3		
									4	5				0
		3	4	1	1	0	1	0	7	8	4	3		
3	4	8	8	7	7	4	2	8	3	4	9			
			7	4	1	4	0	3	0	8	7	4	1	6

Puzzle # 22

		8	5	4	7	9	4	2	7	4	5	7	4	5
			3	1	1	2			8	8				
4			3	4	4	4	0			8	7			
	6			4	8	8	7	4	8	0	0			
		0		2	7	9	4	5	7	6	7	4		
			5	1	0	0	0	2	0	5	3	5	5	
		2		4	8	1	5	3		8	4	8		8
			1	5	7	2	0	4			9	7	7	
	4	1	5	4	4	5	0	2	7			3	4	9
			7	0		5	1	8	5			8	0	
				4		3		0	1	9		6	1	
	4	7	4	9	1	0	8	5	1	4	8	6	4	
			2	4	7	2	8	5	0	1	2	4	3	
	9	4	3	6	0	4	3	0	1	9	4	3	8	
9	7	0	8	9	4	9	7	4	0	1	4	3		

Puzzle # 23

		3	4	3	8	1	2	0	1					
	1		0	4	6	4	0	3	0	8	8	0		
		7		8		2	0	1	1	8	2	7	0	1
			0		3		7	4	8	8	0	0	7	2
				2		8	1	0	6	3	4	1		
					3		8		7		4			
						0		8		9		8		
						3	2		4		7		4	
					1		0	8		1		4		
						4		2	7		0		0	
							2		7	4				3
		4	8	4	2	7	0	1		8	2			
					0	0	2	3	0	8	1	0	7	0
										4				

Puzzle # 24

2				2	4	7	3	4						
1	0						0	7	3	3	0	4	9	1
4		7					4			8			4	
7	6		1				3					2		8
8		8		8	4		7			2			7	9
1			4	0	3	2			0	4			4	
4					3	5	6	0		3				7
1					4	3		1		4	4			
0					3	0			6	7		7		
8						8	2			0				
								8	0	7	1			
										0				
										8				

Puzzle # 25

						1	0		1					
						0	3		0					
							1	0		7				
8	4	3	0	7	1				6	2		2		
			8	0	8	3	8	4	1	0	8		0	
			3	0	9	0	7	1	4	7	9			
					4				7	1	8	4		
1		8	4	3	0	1	7	0	1		0	8	0	1
0	0	1	0	3	6	1	0	3	4	8	7	5	5	
	3	7	4	2									8	4
	8	7	1	0	8	1	8	1	4	1				1
		0	0	0	7									
			7	8	7	0								
					0	3	0	1	4	1	6	8	0	2
							1		8					

Puzzle # 26

						6					4			
	2					1					3			
		0					4				2			
4			4					1			4			
4	2			9		2			4		5			
4	3	2			2	0			7		9	0		
5	5	0	0			7	3	8	8	6	0	8	8	4
8	8	8	9	4		0	0			4		4	8	
	4	5	2	8		1		5		3		3	8	
		6	5	4	6	0				4		0	8	
		2	1	9	3				2			1	9	
			4	4	8	4			8				0	
			3			5	1		2				3	
					9		4						9	
		5	4	4	7	5	7	4	9	0	2			

Puzzle # 27

		5	4	1	4	4	8	9	4	7	1	4	4	
				4								6		
9		0	4	4	1	7	4	9	3	4	5	7	0	2
0	4		2				1					7	2	
	8	0		1	4	4	1	7	4	6	6	8	3	0
	8	1	2		7	4				1			4	3
	6		1	0		4	1				1		3	3
	0			4	9		1	4				2	1	0
	0			7	2		1	4					0	0
	8				1	4		0	3				2	1
	7					4	1		2	4			1	4
	1					4	1		0	7	1			7
	4						8	4			8	4		
	4											4		5

Puzzle # 28

		3		7										
		7		4		4	1							
			4		9		9	7	2					
2				7		4	0	2	0	1	1			
7				7			1			4	3	4		
4	2			8		4					3	6	0	
0	4	7			1		0		7		3			
0	1		0			1	3	8		2		4		
8	2	7		5			4	8					9	
3	4		4			9	2	4	5	3	8	8		
6	1		7		3					5				2
	8			4	7	4	0	2	8	7	9	4		
					4				4	7	9	4	2	8
						3								
				3	4	8	9	2	4	2	3	4	2	

Puzzle # 29

	4		7	4	5	5	0	8	8	3	7	4	1	
		9	8		5	1	8	1	4	7	9	4		
2	4	7	8	3	9	7								7
2				1	4	8	4							4
8	4				0	8	0	8						8
4		3			4	3	8	3	0					0
1			9			9	7	8	2	8				7
8	7	4	7	4	8	4	8	0	1	9				7
2					3	9		7	2	8	8			4
8						9	2		4		3	9		2
9	1	0	7	4	2	2	8	0		7			4	9
0								4	3		9			8
3								3	3			0		4
4			5	8	7	8	4	1	9	8	4	5	0	3
		3	4	8	9	2	4	7	7	4	2			

Puzzle # 30

			8	8		0	3	8	5	4	7	2		
	1	2	8	7	0	7		4						6
0		0		4	4	2	4	8	2				7	0
	2	1	3		6	5	0	2	7	0			4	0
		4		3		0	0	9	5	4	9		8	2
		9	8		0		1	4	0	4	2	8	8	7
5		9		8		3	1	0	1	5	7	0	4	4
4	1	4	2	8	0		0		6			8	7	8
0	4		0	3		2	6	2					4	3
2	6		3	6			6	2	7	4	2	8	8	4
4	6		9	1	8	0	8	7	8	0	3			
0	8		1	4		1	4	7	0	5	5	0		
9	3		4	9	8	0	8	9	0	2		4		
	6	8	9	4	9	8	4	3	4	8	7	8	0	5
				9	4	5	2	4	0	9				0

Puzzle # 31

7	4	9	0	7	4	5	4		8	2	7	0	1	0
		8					0			4				
2	4	3	4	5	8	3	0	4			1		9	
				3					8			4	4	
		1			4					3			1	
8	9	3	4	2	4	2	3	0	4	3	3	0	4	6
0	7	6	8	3	7	0	6	4				0	5	
3		4		4	7	4	1	3	6				7	
8		2	9		8	0	0	1	8	4			4	
9		3		2		7	8	1	4	1	3		3	
8		8			4		0	1	0	3	1	4	4	
5						3		3	8	2	4	0		
4	7	0	3	3	2	0	8	7	8	3	6	2	2	
7			7	4	9	8	3	4	2	9	7	0	4	7
				7	4	5	4	4	0	4	8	0	4	7

Puzzle # 32

4	1	5	4	4	5	4	3	3	0	5				
		8				8			0					1
	3		5		8		3			2				8
1	4		1	0	4	3	3	0	3	6	8	1		9
	0	7	7	8	3	2	0		4			1		9
3	2	1	4	4	1	2	8	4		7			2	1
8	4		1	2	9	1	4	3	7		4			4
7	1		2	4	1	2	4	7	4	7		3		3
9	8		7		9	8	7	2	6	3	8		4	8
4	6		3			5	6	8	0		3	0		2
2	0		4				7	4	2	3		0		0
4	1		4					4	5	0	8		9	4
7	4		3						4	5		8		8
0	2		8							5	0		4	
6	7	4	2	3	0	5	8	9	2	4		7		3

Puzzle # 33

	8		7	8	7	4	9	0	3	8	1	1	4	5
		4		0	7		6	7	0	1	8			2
	8		4	8	2	4	8	4	8	2	4	5	8	4
	3	8	0	1	2	2	5							9
4	8		9	3	4	7	8	5						7
7	4	2		3	4	1	4	3	4	5	7	4	6	8
6	2	0	0		4	5	1	2	6	7				
0	9		5	8		3	7	2	7	1	5			
3	8			0	5		4	4	0	4	8	0		
8	1				5	8		7	1	1	0	7	4	
8	4						1	8	9	4	8	3	3	1
2	7	0	7	9	7	7	4	5	4	3	8		0	8
8	4				2	0	3	9	8	3	8			2
	8	7	4	7	4	1	8	7	3	8				
2	0	9	4	7	5	8	1	1	0	7	8			

Puzzle # 34

	2	8	1	1	8	8	9	4	3					
					8	0	8	4	4	3	8	2		
	3	4	9	6	3	8	1	7	0	1			2	
8			7		4	7	0	1	4	1	3	3	8	2
9	8			4					8				1	
9	7				1				8				9	
4	4				7	4	9	8	4	7	2	1	4	2
7	1	1	0	7	7	4	1		3				3	
3	1					7	0	9	1	0	3	3		
8	0		7	4	8	1	4	5	9	3	4	2		
1	7			3	7	4	5	9	7	0	7			
0	3	4	9	6	3	8	3	3	4	1	7			
7	4											1		
4				8	5	7	8	3	6	5	8	4	1	3
				8	9	0	1	1	0	3	8			

Puzzle # 35

	2	6	3	8	1	7	4	8	5	1	4	8		
3		0	3	4	8	9	0	9	8	9	8	4	7	5
3	7	1	7	8	1	4	7	4						
	4	4		3	0									
		6	2		0	4								0
			4	9		1	9	2	4	7	7	4		3
				8	7		8	4						1
					7	4		9	8					4
						0	9		4	7				1
3	4	6	0	7	0	4	2	8	8	3	0			8
	4	7	7	0	2	4	9	3	8	1	7	4	5	4
4	0	9	8	3	6	1	1	4	4	3			2	1
		0	3	6	7	0	9	4	5	0	1			8
			0	3	7	8	6	7	9	4	4	0	8	3
	8	4	7	2	8	7	9	8	0	7	9			6

Puzzle # 36

						1	0	5	4	7	2	0	1	4
9														
	4					0	5	1	8	5	9	8	3	6
	8	7						8					8	
2		0	7						1				6	
	8		3	4						4			7	
5		2	0	2	7						2		9	
	1	0	1	9	4	2						5	2	
		0		0	8	7	4	5	4	8	9	1	4	5
		3	2	5	8	0	4	7	4	2	5	0	7	3
	4			4	8	8	6		4				4	
		0	1	0	3	3	4	1	8	2				
	3					2	6		0					
					4	4								
							9							

Puzzle # 37

			2											
8	8	1	4	3	2	8	4	0	3					
					7	4								
				4	7	2	3	8	7	6				
					3		0	9	0	7	0	5	5	0
		1		7	4	5		7	7					
	2		4		4	6	1		4	0				
		4		0		0	0	4			1			
			0		9		7	1	8			4		
			0	8	8	8	8	9	0	3	2	4	7	
					8		7		1	1	0			
						4				0		8		
							3				3		7	
												3		

Puzzle # 38

1	1	0	2	0	1	3	4	7	0	0	1	1		
3	4	7	4	1	0	8	7	5	4	8		0		
												2	9	
8	0	8	0	3	7	0	4	2	0	7	3	8	7	
			8									1	4	6
9	0	3	4	7	0	8	8	4	1	1		1	1	7
					4							4	2	0
				4	0	3	8	8	7	4	3	1	0	2
3	4	4	2	4	8	1	0	9	0	3		0	7	4
	3	8	0	7	2	4	3	3	0	4	9	1	8	0
			0	8	2	3	4	1	0	0		1	9	4
		9	4	0	3	2	4	1	1	8	3	8	9	1
							7	0	1	4	3	4	4	1
													7	4

Puzzle # 39

							2							
2							8							
	8		9				1							
		3		8			8		5					
			0		8		9		0					
4				9		1	8		9		7			
0	2	0	8	7	4	1	0	7	7		4			
		0		3		2		4	8		5			
			7		0		4		4		0			
				2	2	8		3	9	1	1			
					4		8				1			
					1	2		8			8			
					4		4	7	4	3	2	4	0	9
					3			3		7				
					4									

Puzzle # 40

2		3	4	7	0	0	1							
	8	0			7	3		9				2		
		2	8			4	7		7			4		
			7	7			8	0		4		1		
6	1			0	4	2	4	2	8	9		3	1	
8	4			4	9	7	5		4	8		0		
4	7		1		1	2	0	0			8	5	8	0
8	8				0		8	3	1		7	4		
4	0		4	1	4	0	3	8	1	9	2		2	0
5	2	1	8	8	4	0	6				4	4		8
5	4		1			0	3	8	3	0	8	1	7	
4				4				8						1	8
	0	8	5	8	7	9	0	5			4			4
					0						3			
					2									

Puzzle # 41

			9	0	2	0	7	0	1	1	8	9		
														5
8	0	3	3	6	7	4	0	8	4					4
7				4		2	4	4	4	9	4			3
	2			6	0		8	2	4	7	5	8	4	3
	3	8	3	6	4	0								4
	5	7	4	8	3	3				2				2
0	8	9	7	0	4	8					0			5
	3	7	8	9	3	8	4					2		4
				0	4	4	4	3	7	1			4	3
					0	0		5	2	8	9			1
						6	3		1	0	0	9		
							8	9		1	9	7	0	
									8		0		5	7
									9	4	7	1	4	0

Puzzle # 42

	8	1	4	9	4	1	4	9	8					
1	8	6	3	4	9	2	8	0						
4	4	3	4	7	2	0	2	8	3				9	
	0	8	2	3	0	4	9	0	3	6	1	4		
	1	0	7	0	2	0	4	1	0	2	0	8	2	
		1	1	4	2	4	5	3	8	1	4	2	0	
		0	8	0	2	3	4	1	4			4	3	
		3	8	9	7	0	2	1	0	0	5	3	3	
					2	0	1	8	2	0	7	9	4	1
						1	4					4	7	
4	7	0	4	4	7	9			6	6			5	8
								4	3			4	4	
9	4	5	5	1	4	5	4	8		7	0	3	3	
		3	4	7	0	7	8	1	4	8	7	0		
	6	4	4	7	6	4	2	1	0	8	7			

Puzzle # 43

4		7	1	0	8	9	3	4	9	4	5			
	9		4		0	6	3	8	2	9	7	6	8	7
	7	8		8	8	9			0					
	4		7		4	0	4	4	3	8	0	6		
	2			4		5	4	2	1					5
	0				9		2	0	0	7	4	2	0	7
4	8				0		4	3	9					4
	3					2	3	2	8	8			9	
1	8	5	4	8	9	4	1	4		9	2		0	
	5					1	5		3			3		
8	0	7	1	4	4		7	0		8		4	8	
	3				4	4		9			2			
			3	4			8	4						
				4	0				2					
		3	8	8	9	4	7	9	8	4	3			

Puzzle # 44

		8	4	3	8	7	2	0	2				2	
	9	3	4	2	5	8	0	6	4				4	
	8	2	8	3	4	7	9	2	4	1	4		3	
		8	3	7	0	4	1	4	4	0		4	8	8
		7		5		7				3	3	4		
	0		4	0		8			3	5	1			
	3		7	1	2		8	3		9	4	4		
6		8		2	0	1	2	0	1	0	9	4	7	8
	8	4		4	2	8			9	1	1	2		
	8		8	0	2			0		2	0			
		2		8	0		1			9				
			4	4	4		0			8				
			8	7			8			6				
8	2	4	3	4	2	8		4		0				
		7	4	9	0	2	8	9	8	4		4		

Puzzle # 45

8	4	2	4	7	6	3	8	8	7	0	3			
7		2	8		3		4	3	8	0	6			
4	4		4	4		4	8	3						
7	2	0	3	2	8	3	8	8	9	4	7	8	3	6
	4	3	1		5	9	4	9	4	8				
2		8	0	9	0	1	8	2	0	3	9			
0		8	5	7	7	3	4	1	0	7	8	8		
3		3		8	0	2	2	3	8	2	4	8	4	
0		9			9	8	0	8	5	2	0	5	0	8
6		4				0	3	7	3	0	0		4	1
4		6					1	8	4	8	1	5		
2		7		8	2	4	9	8	4	8	8	1		
4	5	8	7	8	7	4	3	0	4	1		9	8	
3		9	6	3	8	4	4	8	7	4	1	4	4	2
9		4	2	0	3	0	6	8	3	6				7

Puzzle # 46

	3		0	8	9	8	1	1	4					
	0	7	9	8	8	9	4	0	1	4	3	2	4	3
	0		4			4		4	3					
	3			7			8		7	2				
	8				5		4	0		3	8			
0	9	0	1	5	0	1	5	0	2	2	4	7	3	8
7	4	0	0			1	0		1	7		2	0	
2	3		7	2	3		8	3		1	0		1	1
0				9	7	4	8	4	4		4		0	0
3	1				8	8	9	2	8	6		1	2	8
8	0	1	8	4	3	4	3	0	7	4	0		0	4
0			4				8	4	1	8	8	1	5	2
0	7	9	8	8	4	7		9	7	1	5		3	8
		0	1	2	3	4	7	8			0	5	8	0
						6	4	8	8	2	4	9	0	1

Puzzle # 47

						6	4	7	4	0	4	4	1	
							4	2					0	
2	4	8	2	4	7	8	2	7	4				7	
	5	4	9	2	7	8	3	6	8				8	
6	1	0	2	4	7	4	0	8		4	3		3	
	7	8					2				4	3	6	
	0	2						7				0	0	
6	3	8	9	0	1	8	9	5	0	2			8	7
	0	3		6	3	8	1	1	0	7	7	9	3	4
	4	0	9	3	0	8	0	4	1	5	2			
	4	9	9	4	7	5	4	3	6	0	6	8	3	6
		8	3	9	4	7	4	8	9	8	3	6	3	
		3					4	3	9	8	2	8	3	6
2	0	6	3	4	9	8	2							
			1	4	2	0	4	3	8	3	6			

Puzzle # 48

					7	4	8	3	3	4	9	3	0	8
											5		5	
3	8	0	2	0	3	9	0	8	7	4	8		4	
		1					7				5		3	
	7	7	7		2	0	2	5	0	3	8	8	9	4
	4	0	8	7		0					4		0	3
		8	4	6	4	7					7		8	2
			7	1	0	8	4						3	0
				7	0	4	1	6					8	3
					4	7	9	4	4				4	7
						1	6	8	5	1			7	4
							4	0	7					0
						3	4	7	4	0	7	7	4	7
					7	4	8	2	0	9	8	4	2	7
	4	8	2	0	1	8	4	9	4	0	7			

Puzzle # 49

			2			3	4	9	8	3	7	4	9	
				4	3	2	4	1	4	3	9	7	4	
					4	4		9						
	8			5		3	2	4	8	9	4	7	1	4
2		2				4	9	8	5		3			
1	0		8			2	7	4	4	4		0		
	7	2		9	3	0	9	0	2	7			7	
		8	1		7	1	7	8	2	0	9		2	
			8	4		5	4	2	2	0	4			
				9	7	0	8	2	8	4	9	9		
					4	1		4	3	2	0	2		
						1	0		1	8	0	9	0	
						8		3		3	1		7	5
					4	2	3	4	3	8	1	4	7	5
	2	4	8	9	2	0	7	2	8	2	0			

Puzzle # 50

					2	8	6	7	0	9	8	4	3	
1							2	7	8	1	1			
4	1	7	0	0	8	3	6	1	4	0	1	4	8	
0		0						7	4	1	4	9	2	4
1			1	7	4	1	2	4	1	4	3			8
4				9	4	7	8	5	3	4	1			2
8	7	0	1	1	4	2	4	4	3					0
			8			4		1						7
9				4			5		2				7	4
	8	0	5	5	1	4	2	8	3	4	7		0	2
		4	5	0	2	5	0	8	3		9		7	7
7	0	4	7	8	3	4	5					5	1	4
				5	7	4	9	0	4	2	8		4	2
		2	0	3	3	4	2	4	7	3			8	8
9	4	0	2	0	9								9	

Puzzle # 51

			2			0	4	5	4	8	7	5	4	
				8			1			8			0	
8	2				8			0			0		7	
3	8	4	4			2			0			1	3	
9		0	3	0	6	7	4	9	4	8	6	0	4	
4	3	2	4	8	6		5	3					8	3
7	9	4	0	1	2	8		1	8					9
2	8	0	8	1	0	8	4	5	0	9	4	3	9	
8		0	1	8	1	7	4	1		3	7			
3			1	0	8	4	4	3	0		9	0		
0				3	3	7	2	0	9	7		0	4	
1					0	3	4		6	8	0		8	
1					4	0	3	8	7	4	1	5	3	
4						3						0		
	1	0	5	7	2	0	4	7	5	4	7		8	

Puzzle # 52

				1	4	7	4	2	4	6	9	3	4	2
5	0	1	1	0	3	4		1	0	3	8	8	3	6
	8			9			2		9					
0		4		4			7		4					
5	0		7	3		3	4	1	4	7	5			
7		4	3	7	7	4	3	0		4		4		
4			3	4	4	6	1	7	8		4		0	
1				0	9	8	8	1	4	5	0	3	3	0
8				6	9	8		4	8	5	2		3	
3				4			4		1	1	9	4		4
4								1		0	7	7	1	
3	0	9	8	0	6	0	0		7		7	8	0	4
2				9	7	4	5	0	3	0	7	5	0	7
4						0	3	4	1	4	7			3
												2		

Puzzle # 53

	7			8		1	2	0	8	9	0	7	3	
		8			0		8	8			3			
0		1	1			7		2	2		6			
	8			4	8			9		4	0	4		2
		8		2	8	9	4	3		7	1			0
5		0	8	8	0	2	4	1	0		8	0		3
4		2	4	2	1	1	0	4	1	2	2	2	8	2
2	7	1	0	7	4	1	4	8	7	8	0		4	4
1	0	7		9	9	1	4	9		2	3		0	4
5	3	4			3	0		2	4		0	4	2	3
4	8	8				0	1		2			1	7	
4	4	8				7	0		4				0	2
9	3	0	1	5	6	6	4	0	2		7		7	
	8	2	0	7	4	9	7	0	2			2	8	
2	0	3	3	7	0	0	4						8	

Puzzle # 54

		2				7	4	1	4	5	4	4	1	8
		4	7	9	7	8	7	9	4	4	3	2		5
		1	4	3	4	4	2	4	1	1	0	7		4
		4	4	5	3	0	5	2	8	7	2	4		4
		7	8	6	8	0	3	4	4	2	0	4	8	2
		6	4		3	9	2		3	4	4	7	6	7
9		7	2	5	3	8	3	4				1		1
4	5	4	0	1	4	7	3	4	4	3		4		4
3	2	4	0		4	4	4	4	2	7		0		8
3	4	3	4	7	3		1	8	4	4	5	3		8
4	4	4		1	2			8	3	1	4	4		
8	0		3		8	4			0	3	1	7		
8	4			1		3	4				4		6	
4	3	4	2	4	4	7	6	5				4		0
4	3	3	4	4	9	3	8	8	8				7	

Puzzle # 55

		2	0	0	1	3	4	9	9	0	7	2	8	
	4	1	0	7	2	8	8	0	7	9	8	5		
			9					0						1
				7		6		0						4
		6	3			2		8	2					7
	3		3	4	7	7	0	5	5					8
		3		0	6			3		5				0
			4		6	4			3		2			2
			6		8	7			3		0			2
				4		1			4			3	1	
					7		8			2			0	
					5		4							3
						0		9						6
1	7	0	9	8	3	4	9	7	0	6	4			4
												1		3

Puzzle # 56

		2	3	4	8	9	0	7	4	5	4	4	2	5
		4	4	4	6	3								7
		4	3	3	8	5	3	4						4
3		4	1	4	8	9	0	8	3					5
2	4		5	1	9	4	8	2	3	3				4
	4	4		5	0	3	1	8	8	4	4			7
		3	2	0	4	9	4	8	8	3	9	5		7
		8	4	5	2	7	2	3	0	3	8	4	4	
			0	1	5	9	4	4	0	6	0	8	3	
				1	1	1	8	5	1	9	2	1	1	
					9	4	8	1	2	5	8	0		
						0	7	2	4	4	2	4		
4	3	5	4	7	8	2	4	3	9	0	1	2	8	3
5	7	4	8	8	2	8	0	3	9			3	4	
2	4	2	7	0	3	8	2	0	1	8			9	

Puzzle # 57

1	2	3	4	5	6	7	8	9	10	11	12	13	14	15
					3									
		3				3								
3	4		7	4	1	7	0	2	1	0	9	8	0	6
7	0	6		4				1						
4		8	0		7				5					
2			2	0		2				5				
0	4			8	6	3	3				0			
3		4			8	3	0	4				9		
9			5			0	0	6	7					
8				4			2	1	7	4				
2					3			5	4	4	9			
1						4			5	9	4	1		
4							9			0	4	5	0	
1											9	7	8	
4	8	2	8	8	4	7	5	4	7	2	4	8	5	5

Puzzle # 58

1	2	3	4	5	6	7	8	9	10	11	12	13	14	15
5				1	6	4	1	3	4	3	1	0	1	1
4	0	1	4	7	7	0	1	3	4	3	1	4	6	
0		2	8	0	3	8	5	8	8	9	0	1		
3	0		8				9					7		
0	5	1		5				9				4		
9	8		1		4				4			3		
	3			8		7				3		9		
	4				5		8				7	7		
1	2	0	3	6	4	1	2	8	3	6		4		
4	4						4		1			7	8	
	3	2		5	0	5	4	7	8	5	8	3	4	4
	4	8	3		4	1	3	3	0	2	4	0	1	1
		2	7	5	8	3	2	0	8	7	8	4	3	
				4	4									
					3	2	4	1	1	2	8	7	9	

Puzzle # 59

1	2	3	4	5	6	7	8	9	10	11	12	13	14	15
					2	2	1	0	7	4	5	2	4	9
						0	4							
8	8	3	0	8			7	1						
8					0	3	8	9	4	7	0	5		
	5		7	9		3	8		1	7			4	
5	1	7	3	4	7	1	4	4		8	4		2	
4	0	0	4		2	8		1	6		7	4	2	
7		7	0	3		4	6		5	4		5	8	
8		7	8	6	4		1	4			7		5	3
4		0		4	3	8			2			4	8	
8		6			9	8	3			8			9	
9	3	0	8	4	5	0	1	0	9	8	3	4	0	5
4		4					1	1				0	1	
0							4	7	0	9	0	8	1	
2		8	4	2	5	7	4	8	8	8				

Puzzle # 60

1	2	3	4	5	6	7	8	9	10	11	12	13	14	15
					2			8						
					4			3						
8			4		7		3	2						
	8			3	2			7						
	4	4	6	0	8	9	4	4	4	6	3	0	9	
3	1	0	1		5	7		0		1				
	0	7		1	0		8	8	3	2	4	3	0	
	7	9			1			4				6		
		7	8			3	4	3	1	4	8	4		
				4						5				
					3							4		
					4	8	8	0	7	5		4		
													5	
					8	0	1	1	0	9	8	4	3	

Puzzle # 61

	7		8	3	9	4	7	3	8	2	9			
1		4			4									
0			9	1		8								
1		3		0	4		9							
4		8	8		9	3		0						
3		2	3			2	4		9					
8		9	3				8	3		2				
2		8	8					3	8		8			
9		4	2				9		0	2		3		
4		3	9					2	9	7	9			
7		0	2	0	9	2	8	3	8	2	9	8	4	3
8		7	4								3	8	3	4
0		4	3	1	4	7	3	8	2	9	4	3	4	3
3	4	8	9	2	8	3	8	8	7	0	9	7	4	2
													5	

Puzzle # 62

					2	0	5	5	1	4	7			
	9	0	4	2	7	4	1	4	0					
				4	2	0	1	5	4	7	8	5		
	4		7	4	9	7	4	5	2	4	2			
		3	4	7	4	5	5	8	1	8		9		
7	4	5	4				0						8	
4	1	9	7	9	9	4	0	3	0	1	1			2
0	4		5	4	8	0	0	0	8	4	1	4	1	6
9	3			0	8	1	4	7	7	3				
4	6				7	9	8	2	2	4	1			9
7	9					3	1	0	3	0	3	4		0
	4	6	7	4	1	4	2	8	7	2	5	0	2	2
8	7	8	1	4	7				9		4	5		0
	3		2	8	9	9	4	3	8	4		3	8	4
	8		8	2	4	5	8	8	7	8	3	6		9

Puzzle # 63

2	4	7	3	1	7	4	0	3						6
6	0				5	8	3	4	2	4	3	4		0
1	4	2	7	4	7	8	4	8	7	4	4	8		0
	1	0	5	4				3	0			2		7
		0	1	5	2			7	4			0		9
			1	5	8	0		0	7			7		4
				9	4	7	0	2	8			4	2	7
0					4	8	4	8	3			2	4	1
4	2					4	9	9	4			7	7	0
	0	0	2	4	7	3	5	8	4	1	3	4	3	2
		9	9						2		5	2	8	0
			2	8	0	8	2	0	4	5	5	5	9	
				4	4	4	8	0	4	7	2	7	0	5
						0	0						1	
	8	2	7	4	4	1	7	4	0	8	4		0	

Puzzle # 64

		0	2	4	0	3	9	5	0	7	3	7	0	2
4	7		1	4			3	4	1	0	2	4	7	9
4	3	2		1	0								2	5
1	3	3	7	3	4	3						8	9	4
4	0	8	8	0	4	7	9					5	2	7
2	5	7	9	7	3	8	8	7				9	2	0
9	4	1	1	7	3	4	2	9	0			0	0	0
0		0	0	4	2	4	2	0	4	8		2	8	4
3			3	1	0	0	3		3	3	3	2	3	7
2		2		9	9	0	1	1		9	4	8	1	
4		4			2	3	5	4	4		3	7	4	
2		3				0	0	4	1	6		0	4	7
8		6					1	4	0	1		0	4	
0		4						8	2	0		9		2
8		2	9	2	4	3	0	8	7	4	4	1		

Puzzle # 65

	8	3	2	0	7	8	4	8	8	9	4			
8	8	4	3	3	4	4	6	2		3	1			
	8	9			8	2	8	3	0	2	4			
5		4	8							3	7	0		
4	0		3	5	7	0	6	0	1	8	9	4	1	
7		3	4	9	4	8	5				0	7		8
8			1		0	3				5	8		0	
5				0		4	4			7				8
8				3		7	1			4				9
2	7	0	8	9	8	9	4	6		2				7
0	8	2	5	4	7	9	0	3	2	4				0
2	5	7	4	2	4	8	8	6		5	1			8
8		7	0	1	5	2	4	3	4	9	7	8	2	8
9		5	0	9	7	8	4	9	8	8	2		1	2
4			1	8	1	4	7	0	1	8	9	4		8

Puzzle # 66

	0	3	4	7	9	4	5	9	4	5	7	0	2	
		7	4		1									
			1	0	1									
				4	0									
	0	7	1	4	2	3	0	8	3	3	8			
					0	6	8							2
				1	2		3	3						0
				0	0			8	4					5
				1	2				0	5				4
				1	1	0	8	7	1	8	5	4	7	2
				8	0									4
				3	4	7	9	4	5	3	4	4	1	1
				0										7
			4	0	0	3	8	4	8	8	4	1	6	0
	6	7	4	4	3	2	0	2	1	0				

Puzzle # 67

			3	8	3	0	4	1	4	1	1	4	9	
			4	0			8							4
		3		3	5	7		1						0
			4		3	5	2		4					8
				3		0	4	7		9				9
8	6	6	4	4	7	0	1	3	0	2	8			4
			8			0			8	2		0		7
				9			6			1			5	3
9	8				4						8			8
	4	7	1	8	0	7	9	4	3	3	0	1		3
	0	0	4				7		0	5	7	8	1	3
	8		6	2	5	0	7	0	3	4				4
	9			0	4				2					7
	4				4	1								
	7					1	5							

Puzzle # 68

9	3	4	9	3	4	2			7	4	1	4	0	1
	4	3	9	8	7	4	7						5	
				5		5	0	0	1	9			0	
	4			3	4	4	2	4	7	5			9	
		3				2	2			2			0	9
			8				3	0	0	9	7	4	7	4
	9			8			7	4	1				4	7
7	4	9	8	9	4	5	2	4	2	8				7
8	0	9	0	9	8	1			2	7	3			8
	7				3	4	2	7	4	0	8	4		1
	8		2	7	4	5	9	0	1	5	3		9	1
	8		3	4	9	7	8	3	6	5		9		4
	9	0	4	4	1	7	4	1	4	4			8	
1	0	2	8	9	8	1	4	5						2
			8	3	9	4	7	4	8	9	8	3	6	

Puzzle # 69

			7	4	9	3	4	2	3	0	7	0	2	
7	4	2	4	9	4	0	2	3	8	9				6
0				9	7	4	5	8	3	3	0	2	1	4
	5	1	0	7	9	0	7	0	1	8	5	0		1
		0	8		4									4
			1	5		2				2				7
				5	8		4			7		4		0
					2	0		9		8		9		7
						8	4		8	3		4		4
							9	7		0		3		9
							8	5	5	2	5			4
									2	0		1		1
										3	8	0	0	
5	8	5	4	3	6	9	4	2	4	7		2		
				4	6	3	0	7	2	3	4	4	7	9

Puzzle # 70

					7	8	0	8	8	8	2	7	0	3
				3	4	6	0	7	3	5	0	3	8	
				5	3					5				
					4					0				
					4	9				2			0	
1					8	2	0			7			4	
	1				0	1		3		8			3	
		0			2	4			8	8			3	
		4			0	1				0			4	
	3			1	1	4							3	
	0	8	9	4	7								8	
	8	0			1								0	
	8	9		1										
	4	4												
					1									

Puzzle # 71

	5			6	4	1	3	8	2	8	9	7		
	8		3	0	8	2	8	9	7	4	2			
3	0	8	2	8	7	9	2	4	1	4				
	3				4					4				
4	4		3				1				2			
5	9		9	7	4	1	8	7	3	1	0	2	0	
9	0	1		8	4	2		9	0			0	5	1
8	3	2	0	1	8	2	8		8	1		7	1	
2	4	7	0	7	0	2	1	3		8		5	0	
8	7		4	8	9	9	0	4	0		9	4	2	2
0			9	9	4	2	2	0	7			3	1	4
3				8	4	3	7	7	3	2	9	4	1	
					3	7	3	4	0	4	4	7	3	
	1	7	8	2	0	1	0	4	4	7	7	7	2	4
	3	0	2	9	8	4	5	9		7		5		7

Puzzle # 72

7		7	4	2	4	5	7	4	3	9			5	
4	0	8	9		3	2							7	7
3	3	2	7	7	0	0	0						4	8
2		3	3	4	0	1	1	2					2	3
1		4	1	3	4	3	5	7					4	4
8			1	7	2	7	0	4	4				9	0
5			1	4	1	4	2	5	9				7	1
5				2	2	0	9	9	0	4	4		4	4
4	7	6	3	0	4	1	8	7	3	5	8	2	0	3
	8	4	7	3	0	5	2	4	2	0	4	8	6	
	7	4	6	3	0	7	4	3	4	1			3	4
	8	7	4	9	8	0	1	9	8	4	7	6		
	1	0	7	4	1	4	1	4	9	7	0	1		
0	8	1	1	2	4	2	2	0	3	3				
5	0	2	8	5	8	2	7	8	2					

Puzzle # 73

	4	0	3		2	1	0	8	8	4	4	7	5	2
		1	7	4	9	0	0					2	5	4
	4	1	0	4	8	4	1	9				0	8	1
		9	4	2	1	1	0	4	9	8		7	8	0
		1	9	0	0	7	4	6	3	4		8	9	2
5			4	4	6	8	4	3	0	3	7	6	8	1
0	6	0	4	0	1	0	4	6	3	4	0	4	1	8
7	1		8	5	9	1	8	4		0	1	1	9	3
0	0	7		7	8	4	4	3	3		3	3	0	4
3	3	8	0	4	2	5	3	2	1	4			8	2
8	8		8	8	7	8	7	3		8	7		2	9
8	4			4	7	0	0	4	8		1		8	0
4	1				1	1	1	5	9	4		1	3	4
	0	2	4	3	4	5	1	4	2	4	7		4	7
	8	5	0	2	7	4	9	9	0	1		4		0

Puzzle # 74

										1	5			
4	1	9	8	0	2	2	4	3		8	4			
					1					1	7			
						1			1	4	9		0	
							8		0	7	8		7	
								1	7	5	2		8	
3	7	0	1	0	2	0	1	1	3	4	4		4	
								0	1	4	0		3	
2	0	7	3	4	9	9	4	9	4	1	9		0	
		1							4	8	7	8	1	
	7	4	9	8	4	2	8	4	1		1		0	
		4						3	4	9	7	4	1	4
	3	1	4	8	5	8	7	4	3	3	0	7		
		8			3	4	7	9	7	4	3	3		2
			8	0	3	3	4	7	1	0	3	3		

Puzzle # 75

				6			1							
				1	3			0						
					4	8			7					
						0	2	8	2	4				
							2	4	0		5			
6	3	8	1	1	8	7	6	7	2	3		4		
		8		5			0	7	5	3	3		4	
			2		8		7	6	8	0	2	0		9
				8		7	3		3	0	7	0	1	
7	0	5	9	8	3	6	4	8	6	8	8	9	1	8
							2	3	2	9		5	3	4
							8		4	7			7	6
							3	5		7	4		0	
8	2	8	2	2	8	3	6				0	7		8
	8	5	8	7	9	3	0	4	7			8	8	

Puzzle # 76

						5		7	4	6	0	3	0	2
1	2	0	8	8	2	8	0	3	4					
0	3	2	8	3	8	8	9	7	0	9	4	7		
7			7			1		5	2		8			
7	8			4			8		8	4		3		
8	4				3		7	1		1	7		4	
8	2	0	8	7	8	4	7	4	7	0	4	1	0	1
9	7	7	4	1	8	7	3	4	3	0		9		
4	4		4					7	3	1	7			
7	9	0	7	9	8	8	9		0	0	4	8		
	0	9	4	0	2	7	4	7		6	4	2	0	
	7					4						1		3
	4						3						2	
						9	8	8	9	3	4	8	2	8
7	4	2	4	5	9	8	4	3	8	8	9			

Puzzle # 77

1	2	3	4	5	6	7	8	9	10	11	12	13	14	15
							2							
								4						
	1	1	4	3	4	5	0	4	1	0				
	0	4	7	4	5				4					
			1		1						2			
		7		8	4	8	6					1		
		8	0		1	0	8	0					8	
			1	4		8	0	4	4					4
		4	3	8	9	3	4	6	7	0				
					7	0			0	1	3			
						2	0			7		0		
								6			0			
		8	0	7	8	3	0	2	4			5		
0	7	0	6	0	0	4								

Puzzle # 78

1	2	3	4	5	6	7	8	9	10	11	12	13	14	15
0	2	7	4	3	3	7	4	8	9	8	3			8
	6	8			1	7		1						0
		4	9			0	4	6	8					2
			2	4			4	7	4	4				1
7	4	2	5	4	8	1		2	1	1	9			0
						1			7	0	0	2		2
0	8	7	2	0	6	0	3	3	7	0	1	9	2	0
		6	8	3	8	4	3	6			7	9	8	8
	5				3	4	9	4	3			2	4	3
2	8	3	4	7	1	8	3	4	6	0	7			0
	8					4	3	8	9	0	4	7	2	
	7		4	1	9	8	8	7	9	0	1	8	2	
	4		4	3	8	2	0	8	4	2	0	1	6	
	8	2	0	8	8	4	3	6	0	2			4	
	1					4	7	7	4	1	3	0	7	2

Puzzle # 79

1	2	3	4	5	6	7	8	9	10	11	12	13	14	15
	2		6	3	8	3	3	4	9	4	7	5	6	
	0		6	3	8	7	4	7	9	8	1	8	7	
1	7	4	0	0	8	3	6						8	
	1	6	3	8	6	1	0	1					3	
	8		5	1	0	9	9	4	7	8	3	6	3	
	3				6	3	8	9	8	7	0	1	8	7
	6			3	6	3	8	7	0	2	8		3	0
2					0		1	4	1	1	8	3	6	0
2	7	4	4	5	8	3	6							8
		0					2							3
			2			3	7	8	1	1	1	8	3	6
				1					3					
5	0	7	9	4	8	3	6			6				
					6	3	8	9	0	7	4	2	4	3
8	3	4	0	0	8	3	6	3	8	0	2	8	7	9

Puzzle # 80

1	2	3	4	5	6	7	8	9	10	11	12	13	14	15
			3		4									
	1	4	8	3	8	1	8		3					
			2	4			0	0		8				
			0		1			7	3		1			
5	2	0	1	0	2	4	2		6	3		3		
			4		3		7			1	1		4	
			8			9	4		0			1	4	
			8			8	8					0	7	
		0	2	0	5	9	8	1	2					1
3	0	8	9	4	8	1	0	9	0					
	5	2	0	3	2	0	2		5	3				
	9	8	9	5	0	2	0			0	0			
											1			
		2	0	2	3	0	2	5	8	9	4	7		
4	6	4	4	1	5	8								

Puzzle # 81

5	0	7	2	2	8	9	8	0	1	5				
						1								
		4	7	0	3	6	4	7	8	3	3			
8	3	3	8	7	6	4	4	5	5	4	2			
	5	0	5	4	7	5	1	0	9	4	8			
	8	1	8	2	3	4	5	9	7	4	7	8		
		9	8	8	8	0	4	8			1			
5				1	0	3	0	3	0	5	4	4	1	8
8			3	0	5	0	8	3	8				7	
5		8	1	1	4	7	8	6	6	4				8
5														
0	5	5	1	4	2	4	7	4						
1						8	7	4	5	5	0	7	2	
4														
3	3	4	9	7	0	2	0	1	8	2				

Puzzle # 82

8						9								
7	8		7	4	0	2	8	1	0	2	4	2		
8		0	7	4	6			0						
9	4		4	9	9	0			2					
5		5	6	2	0	0	1			0				
0	1	4	8	3	0	7	4	4			5			
1				7	8	2	0	4	4					
1				5	2	9	0	2	8	7				
				3	4	8	9	8		8		9		
					0	2		8			0	4		
						2	0		7			5		
							1	4		8		1		
					4	1	1	0	7	4		4		
	0	5	8	0	8	7	9		8			8		
										8		8		

Puzzle # 83

							9							
			8	9	8	3	0	8	3	6	9	4	4	
	4	7	7	4	7	2			2					
8	3					0			0	1				
4	9	0	9				4		2		8			
	0	0	8	0		4		3	2		1			
		6	7	3	3		1		4				8	
			8	0	3	4		5	4	3				3
				3	5	8	5		5					
					0	5	9	1	6	0				
						9	1	8	0		4			
							7	4	0	2		3		
3	3	8	7	0	2	0	9	4	1	4			8	
			8	9	8	4	7	0	9	4				5

Puzzle # 84

	7	4	8	9	8	1	8	9	4					1
3	4	8	9	2	4	9	3	8						8
4		4	9		5	4	8	8	9	7	4	1	3	0
7	2		9	7	0	8	0						8	1
	4	4		0	6	6	3	6					8	8
7	7	9	3		7	8	7	0	4				2	1
8	5	0	7	4	3	4	1	4	3	1			8	8
1		4	4	6	2	4	5	7	4	2	0		8	9
0			7	5	8	8	8	4	6	2	8	9	8	4
7			4	5	4	8	9	4	8	4	0	0		
8				8	0	7	9	0	2	7	3	1	2	
4				6	8	5		2			9			
0		4	2	7	4	5	3	8	4	7	0			
8	2	0	1	5	9	0	7	4	3		3			
			4	7	2	7	0	7	4	8	7	4		

Puzzle # 85

8		1	8	9	0	2	8	3	8				
	0												
		1					7						
		1	3				4						
		0		0		3	0	9	9	4			
	4	2	4	8	4	4	7	2	8	9	0	4	6
		0				3	7	4	6	3	8	6	
		2	1									1	
		0	3	8	2	3	0	7					
		7			2								
		7											
	2	0	1	4	3	4	7	4	0	8			
		3											
5	8	9	0	1	7	4	0	3					

Puzzle # 86

													7	
4								5	4	8	7	4	0	0
9	1			9	2	7	4	0	5	1	4	0	7	
	0	0			4			5	4	3	4	0	8	1
8		0	7			1			5				2	
	0		7	4			0		4		2		4	
8	4	1		2	9		0	3	8		4		9	
	8	7	0		8	9	1		1		1			
4		4	1	3		9	4	6	7	0	4	2		
	9		5	2	4		7	1	4	0	3			
		0		9	4	1	6	0	3		3			
			2		8	2	8					8		
				4		9	3	3					8	
	2	0	7	4	9	9	4	4	3					
	5	4	9	8	7	4	3	5	2	4				

Puzzle # 87

	8	4	1	8	1	4	3	4	7	5				
8		5	7	8	1	1	9	4	5	8	5			
5	0	8	2	8	3	0	9	4	7	8		1		
6	6	3	8		8		4		7			4		
4	1	3	3	6		4	0			2		2		
5	8	4	4	0	3		7			8	4			
8	9	3	7	1	1	4	9	0			7		6	
4	9	0	8	4	4	1	7		1		5	3	0	
9	4	3		4	3	8	8	9		5		4	8	1
4	7	8	0		9	8	7		4			2	2	4
5	8	0		5		9	4	8		0		4	0	8
8	4	8			6		4	7	7		3	7	8	7
	2	3			0	8	7	1	9		0	4	4	
	0	8				1		6	2	8		5	8	
	8					5			4					

Puzzle # 88

0	1													
	3	4	7											
		8	1	4										
			1	0	9									
				0	5	4	9	7	4	2				
0	2	8	7	9	0	5	5							
					8	5								
8					2		9							
	0				7			3						
		8	1	0	0	5			8					
			2		1				0					
	5	0	0	1	8	3	0	8			8			
				0										
					0									
						5								

Puzzle # 89

1	2	3	4	5	6	7	8	9	10	11	12	13	14	15
							5	0	7	7	4	1	8	0
	5				0									
		4				2								
			0	7		3	4							
		3		2	4		4	1						
			4		7	7		9	1					
		9		3		9	8		0	1				
			8		7		8	0		9	0			
				3		4		6	3		0	9		
					6			3	4	0	4	0	5	
						1	9	4	1	4	6			
		6	3	0	7	4	8	1	4	8	8			
			1	0	2	7	4	3				9		
									6					

Puzzle # 90

1	2	3	4	5	6	7	8	9	10	11	12	13	14	15
	5	2			3	4	9	2	4	9	1	4		
	6	4		6	1	4		3						
8	0	2	7		0	4	3	3	4	3	0	4	1	5
3	4	5	3	4	4	4	0	4	4	7				
8	8	1	3	4	9	2	9	8	8	9	4			
9	8	0	4	4	6	4	5	4	9	9	0	9		
7	4	8		2	9	3	1	7	3	4	8	1	9	
0	3	3	8	2	9	3	4	3	0	4	3	4	4	0
2		4		2	0	0	4	1	4	8	5		0	3
9		3	9	1	7	7	7	2	2	9	8	1		6
4			4	9	4	4	2	4	2	4	4	5	4	
3				0	8	8	0	0	3	4	3	3	4	4
					4	2	2	2	7		2	0		3
						9	3	4	4	4			2	
							0	3	3	3				0

Puzzle # 91

1	2	3	4	5	6	7	8	9	10	11	12	13	14	15
			4			8	4	1	1	4	1	0	7	4
	3			9										
	4		2	4	3	0	8	8	4	3				9
	1	4	4	4	2	4	3	9	7	4			8	4
	1		7	4	7		2						9	1
1	0	2	8	0	7	4							7	4
	7		9		2	0	8						0	5
	8	4	0		0	7	9	7					3	4
			7			2	4	0	2				0	3
			4	4		2	2	5	2					0
					3			0	7	7	8	1	4	7
						4		8			1			4
									6					

Puzzle # 92

1	2	3	4	5	6	7	8	9	10	11	12	13	14	15
	2	4	9	0	3	8	6	8	7	5	3	8		
		4		7										
			4		8								0	
			4	1		0	3	8	4	0	8	4	3	
			3		3		7						7	
			2			4		1					4	
			4	7			8		2				8	
			1	0	8		8		4				5	
			3	1		1				3			4	
			4	1			1					8	3	
			3	4				8					8	
				2	5	7	8	6	4	7	8	5	8	2
			4						2				1	
			4								4		4	
				3	8	0	7	2	0	8				

Puzzle # 93

7												6		
9	0		4		0	3	9					4		
4		2		7		2	4	4				7		
9	3		8		9		4	9	2			2		
9		0		8		4		1	9	5		4		
3			8		4		4	3	0	1	7			4
0				9		6		8		0	1	8		3
3				3		5		4			1	3	3	3
6	1	0	0	2	7	0	0	4		8		6		8
							9		7		7			6
				3	7	4	7	8	2	1	4	5		4
0	0	7	1	8	7	4	7	8	9					7
3	4	7	2	7	8	0	3	4	9	1	0	0		1
	4	9	9	8	2	6	7	0	1	2	0	7		4
	7	4	8	1	8	6	4	3	8	4	4			7

Puzzle # 94

	3		7											
		3		4										
	6	7	0	3	3	4	8	7	4	9				
		4		7		0				3				
	6		0		9		4				8			
1	3		6		4		1					0		
	4	8		0		7		2						5
	2	4		4				8						
	5	7		1				8						
	4	7		4			0							
0	0	4	7	1	9	8	0	5	7			1		
				9	2		0			6				
	2	7	4	4	0	4	3	5	4	1	7	0		
5	0	6	3	8	7	0	0	6	8					
			4	3	4	9	7	8	1	1	8	4	3	

Puzzle # 95

			1	8	4	3	8	0	7	2	4	7		
								4						
				3					3					
8	0	0	7	2	4	0	7	1	0	4	3			
3	4	8	7	6	3	8	1	4	7	5		4		
9	6	0	8	8	2	7	8	5	5			8		
	4	2	8	4	7	3	4	1	9	9	0	3		5
8	6	1		4	8	8	8	0	1	0	1			
	0	0	1		7									
		8	4	0	4									
	1		3	6	5									
		0		9	4	4								
		1		4	3	1								
			4		1									
			4	1	1	8	1	4	5	5	0	4	7	

Puzzle # 96

	3	0	2	0	9	1	0	1	0	6					
	8	9			5	4	9	8	9	5	4	0	7	8	
		4	8	7	4	1	8	3		0					5
		1	7		1	0	8		4		8				0
		1		4		8	0	3		1		9			2
3		4	1		2	9	8	2	8		8			4	2
8	4	7		4		8	3	2	3	8		6			4
7	9	4			2	4		0	0	0	8			7	9
0	7	1	7		6	4	7	0	8	8	2	0			9
1	0	1		0		4	3	4	1	8	9	7	7		4
4	5			2		1	1	2	8	8	8	4			
3	5	8	0	5	2	0	5	0	0	0	2	4			7
8	1				2	1	9	7	4	4	7				
2	4		3	7	8	5	5	1	4	4	8	7	2	2	
4	6	4	1	4	1	0	4	8						2	8

Impressum: Ann-Christin Reichelt, Salzmarktstr. 24 , 38899 Hasselfelde

Puzzle # 97

	7	4	4	9	2	0	3	0	1					
	9	4	4	9	7	5	8	2	0				8	
		4	7	0	9	0	8	4	0	7	3	0		
4	2				4	5	4	7	0	9	4	7		
	7		3	1	0	3	3	4	7	1	8	9	6	
	8	2		4	4		4		7	8	3	8	4	
	9		0		3	2	8	1		2			7	7
	4			7	4	9	0	9	4	5			4	4
	3				9	7	0	3	4	7				9
					4	0	7	4	4	1				0
						4	9	4	8	2	8			8
		9	8	8	8	0	4	9	3	8		8	9	3
9	4	4	9	7		9	3	4	8	9	0	5	4	
9	7	4	0	9	2	4	3	9	7	4	4	9	8	7
					8	8	4	1	3	8	0	5		

Puzzle # 98

0	2	0	7	3		7	4	1	1	0	5	4	0	2
0				0	5	8	4	8		6				0
3						3			0			1		
0	4				2	8				9	6			
3	0	7	9	8	4		2		4	2	0	1	0	
		2				8		7	0		8			
1	8	1	3	0	3	5	4	3	8	2		7		3
						4	2			0	8			
	2					8	0		2					
8		8			8			6						
	4		5			9	3	0	1	6	0	4		
	8		8			0	8			1				
	7			0	2	8	3	4	2		8			
			0	5	7	4	8	9	0	1	0	4		
								0	0					

Puzzle # 99

	2	0	7	7	8	4	1	1	8	8	8			
	8	2	0	8	1	1	8	2	8	1	4			
	3	1	4	4	5	4	3	4	6	0	4			3
2	7	1	0	3	2	4	7		4	3	7	4	6	0
7	3		0	7	0	5	4	7	9	6	8	1	4	8
8		0		2						2				9
6			3		8					8				4
0			3		4				2					2
8		2	4	7	4	2	0	9	9	7	4	2	8	7
2				5		7				4				4
0				8		0		9						5
					3		1							8
4	4	3	4	4	2	8	7	2	0		2			0
	3	7	0	1	9	0	7	1	4	6	8	3		2
	6	4	4	7	6	4	5	4	4	3	4			

Puzzle # 100

7	8	8	5	1	4	8		4						
			9	3	4	8	9	0	5	2	8			
		5	4	0	2	4	5	0	1					
9	3	0	7	1	8	1	7	1			8	5		5
	3			4	3		4	0			0			4
	9	8		1	4	1	5	5			7	6	2	
4	4	0	6	4	7	0	7	0	4	4	8			0
1	0	3		7			7	1	5	5	4			8
	1		4		5	7		1	1	4	7	0	9	4
4	4		7		0	3	3	8	4	0	8	1	3	
0		8		8	5		9	9	7	8	0			
8			8		5			4	9	4		1		
			4	4	8				3	4	3			
2	4	7	7	8	4	3	6	3	4	7	9	8	7	
	2	8	9	0	9	8	2	4	8				4